视觉功能检查及客观评定的法医学原则与方法

王　萌　夏文涛　王　旭　主编

科学出版社

北京

内 容 简 介

本书由长期从事眼外伤法医临床学鉴定的专业人员撰写,聚焦于眼外伤后视觉功能水平评估这一公认的法医临床学鉴定实践中的难点问题,从基础理论、基础知识入手,介绍了视觉功能检查与结果评价的基本原则、检验方法与结果评价方法。本书不仅重点关注当前在鉴定实践中运用广泛的技术方法,同时还凝集近年科研成果,介绍了一部分在鉴定实践中具有推广潜力的新技术、新方法,是有志于从事眼外伤鉴定与研究的法医临床学工作者及相关研究人员必备的工具书、参考书。

图书在版编目(CIP)数据

视觉功能检查及客观评定的法医学原则与方法 / 王萌,夏文涛,王旭主编. —北京:科学出版社,2015.10
ISBN 978-7-03-045957-2

Ⅰ.①视… Ⅱ.①王… ②夏… ③王… Ⅲ.①视觉功能-眼科检查-法医学鉴定 Ⅳ.①R770.42②D919.4

中国版本图书馆 CIP 数据核字(2015)第 243498 号

责任编辑:闵 捷
责任印制:谭宏宇 / 封面设计:殷 靓

科 学 出 版 社 出版
北京东黄城根北街 16 号
邮政编码:100717
http://www.sciencep.com

南京展望文化发展有限公司排版
广东虎彩云印刷有限公司印刷
科学出版社出版 各地新华书店经销

*

2015 年 10 月第 一 版 开本:A5(890×1240)
2024 年 11 月第二十八次印刷 印张:6 1/4 插页:3
字数:150 000

定价:52.00 元

本书获"十二五"国家科技支撑计划《司法鉴定关键技术研究》
（2012BAK16B00）项目资助
本书为上海市法医学重点实验室资助项目（13DZ2271500）

项　　剑(主检法医师,中国政法大学证据科学研究院)

于丽丽(法医师,中国政法大学证据科学研究院)

俞晓英(主管技师,司法部司法鉴定科学技术研究所、上海市法医学重点实验室)

周　　姝(法医师,司法部司法鉴定科学技术研究所、上海市法医学重点实验室)

　　本书是前期出版的《眼科司法鉴定实务》一书的姊妹篇。与《眼科司法鉴定实务》重点关注鉴定案例实务不同,本书侧重于眼外伤鉴定中视觉功能障碍评定这一公认的难点问题,围绕"十二五"国家科技支撑计划《司法鉴定关键技术研究》(2012BAK16B00)目标与任务,重点探讨了视觉功能障碍的实验室检验技术方法与结果评价原则,强调视觉功能检验与评价的规范性、一致性,有助于司法鉴定相关实验室的建设与质量控制活动,对视觉功能障碍的法医临床学鉴定具有重要的指导意义。

　　本书共分七章,涵盖了视力、视野等视觉功能心理物理学检查,眼部一般检查与眼球结构辅助检查,伪盲、伪装视力降低与夸大视野缺损的心理物理学及其视觉电生理检查,还包括了目前在法医临床学鉴定实践中尚未广泛应用的多焦视觉电生理技术、微视野检查技术等内容。在介绍实验室检验技术的同时,重点阐述了基本原理与笔者所在研究团队的研究成果,可供读者在鉴定与研究中借鉴、参考。

　　视觉功能障碍评定是法医临床学公认的难点问题,近年来也是业内研究热点。在基于传统眼科学理论与方法的研究取得相当突破的同时，也涌现了以脑认知功能为研究手段的新思路。虽然无论哪种方法或思路，离真正的客观评定视觉功能都还有很长的路要走，但综合眼球结构与功能检查结果对受检眼做出比较准确的视功能水平的评定，已不再完全遥不可及。掌握视觉功能检验与结果评价的原则与方法，必将切实提高法医临床学司法鉴定的科学性与社会公信力，为司法公正提供有益的科学证据。

主编
2015 年 8 月 10 日

前言

第一章 视觉功能概述

第一节 视觉功能概述

一、视觉器官的组成及视觉的形成

（一）眼球的结构与功能

眼球是前后径相对较长、近似球形的感觉器官。据统计,我国正常人眼球前后径均值为 $24\sim25$ mm。

可以人为地将眼球分为前、后两段。眼前段包括角膜,前房,虹膜,瞳孔,晶状体等结构;眼后段包括玻璃体,视网膜,视神经乳头,视网膜动、静脉血管等结构(图 1-1)。

眼球壁由外、中、内三层膜构成。

眼球壁外层又可分为角膜和巩膜。眼球前表面透明的圆形部分是角膜,其直径一般为 $11\sim12$ mm,表面的其余部分则是白色的巩膜,两者移行处为角巩膜缘。角膜是眼球实现视觉功能的第一层,也是最重要的屈光介质,其屈光度约相当于 $+48.0Ds$ 的凸透镜。

眼球壁中层为血管膜,又称为葡萄膜或色素膜,具有遮光及营养眼内组织的作用。该层自前向后分为互相衔接的虹膜、睫状体

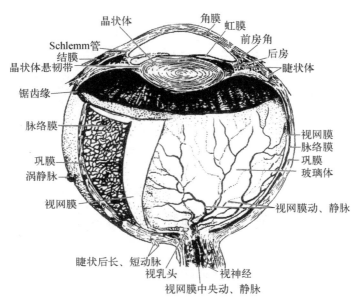

图 1-1　眼球结构示意图

和脉络膜。虹膜的中央有一直径为 2.5～4.0 mm 的圆孔为瞳孔,其大小调节可控制进入眼底光线的强弱,保证成像的清晰。瞳孔的后方是富有弹性、类似凸透镜的晶状体,其屈光度约为 +12.0Ds,具有一定的可调节性,在看远和看近时可以调节其屈度,是眼球屈光介质中唯一可调节的部分。虹膜和晶状体将眼球的前段分隔为前房和后房,在前、后房之间通过房角实现房水的循环。虹膜根部与脉络膜之间的组织为睫状体,平部与脉络膜连结处呈锯齿状弯曲称锯齿缘,是睫状体的后界。

　　眼球壁内层为透明的视网膜,包括视锥和视杆等感光细胞。其后极部有一直径为 2 mm 的凹陷区,称为黄斑。黄斑中央有一小凹为中心凹。中心凹是视觉最敏锐的部位,集中了绝大多数的明视细胞——视锥细胞,而视网膜周边部则大多是暗视细胞——
视杆细胞。眼球后段的玻璃体也是眼球重要的内容物。与房水一
样,其主要功能是起到支持作用以维持正常的眼内压,除上述作用
以外,房水还有营养角膜、晶状体及玻璃体的作用。房水和玻璃体
也是屈光介质,两者屈光度相加可相当于+5.0Ds的凸透镜。据上
述可知,正常眼球的屈光度约为+65.0Ds,正是由于眼球具有强大
的屈光能力,才能将外界的物像聚焦于眼底,最终实现视觉认知。

　　视觉信号从视网膜光感受器开始到大脑枕叶视中枢的传导径
路称为视路,系指自视神经,经视交叉、视束、外侧膝状体、视放射
到枕叶视中枢的神经传导径路(图1-2)。

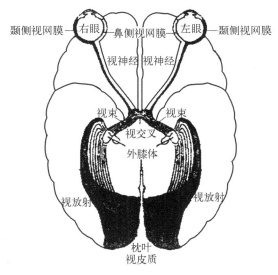

图 1-2　视路示意图

　　视神经为第2对脑神经,从视乳头起至视交叉前脚,全长42~
50 mm,按照行经区域不同可分为:眼内段,眶内段、管内段和颅
内段。

视皮质系位于大脑枕叶皮质相当于 Brodmann 分区的 17、18、19 区,每侧与双眼同侧一半的视网膜相关联,如左侧视皮质接受左眼颞侧和右眼鼻侧视网膜的视信号。

当光线照射一侧眼时,引起两侧瞳孔缩小的反射称为瞳孔的对光反射。光照射一侧的瞳孔缩小为直接对光反射,对侧瞳孔的缩小则称为间接对光反射。

当视近物时瞳孔缩小,与眼的调节和集合作用同时发生,称为瞳孔的近反射。

(二)眼附属器的结构与功能

眼睑、结膜、泪器、眼外肌和眼眶是眼的附属器,分别司重要的生理功能。

眼球位于眼眶内,处于眼眶骨与垫衬组织的密切保护中,其前面则有眼睑。眼球稍突出于眼眶缘,其突出程度可用眼球突出度仪测量,我国成年人眼球突出度的参考值范围一般认为在 12～14 mm 之间,正常情况下,两眼球突出度差异一般不超过 2 mm。

眼外肌主司眼位与眼动,不同眼外肌具有协同或者拮抗作用,对双眼视觉乃至立体视的形成至关重要。

二、视觉的形成及其相关概念

外界物体发出或反射的光线经过眼球屈光系统的光学折射作用,在视网膜上成像,由感光系统形成成像的信息,经视觉通路将该信息传递至神经中枢的视觉分析器,产生视觉。视觉是一种极为复杂和重要的感觉,据研究,人所感受的外界信息,约有 80％以上均来自视觉。视觉功能作为一种重要的感觉功能,主要由以下三方面的功能组成:① 完整的视觉通道,包括健康的眼睛、正常的屈光和感光状态;② 视觉技巧,包括眼球运动、双眼视和融合功能；③ 信息处理，包括识别、辨别、空间感知以及视觉与其他感觉的整合。

视网膜的重要功能是感受由屈光介质传递过来的光线，即感光，可以形成光觉。光觉的物质基础是视色素。视网膜感受器中的视色素在光线作用下可产生光化学变化及生物电变化，从而感受光的强弱，但不能识别物体的形状和颜色。

色觉的本质是视网膜对不同波长的光的感受性。黄斑区视锥细胞对光的波长非常灵敏，只要可见光波长相差 3～5nm 即可分辨。

形觉的产生首先取决于视网膜对光的感觉，其次是视网膜能够识别出由两个或多个有一定距离间隔的不同空间的刺激，通过视觉中枢的综合、分析，才能形成完整的形觉。形觉包括视力（也称视敏度），即中心视力和周边视力（视野）。

立体觉又称立体视，是双眼能辨别物体深度、距离、凹凸的能力。两眼注视同一物体时，双眼由于位置差异，在各自视网膜上分别形成并不完全相同的物像（差异约为 5%），须经过大脑的合成、判别，方能使物体产生空间的深度感。仅有单眼视觉的人可凭借日常生活中积累的经验获得一定的深度觉，但远无法达到完美的程度。

良好的视觉功能必须同时具备良好的光觉、色觉、形觉与立体觉。

屈光状态是形成视觉的前提条件。眼球的屈光状态由角膜、房水、晶状体与玻璃体等屈光介质所决定。屈光介质的病变或损伤可以影响光线在眼内的传导，引起视觉功能障碍。

双眼视觉不仅具有两眼叠加的作用，可降低视敏度阈值，扩大视野，消除单眼视野的生理盲点，更可以形成立体视觉，使主观视觉空间能够更准确地反映外在的实际空间。双眼视的实现分为三个层次：同时视、平面融像及立体视。

在法医临床学鉴定实践中，眼外伤鉴定超过总检案数的 10%。

眼外伤的鉴定所依据的损伤程度和伤残程度等级鉴定标准中,均有涉及视觉功能的条款规定,主要评定指标为中心视力和视野。

视力,即视敏度,系指分辨物体表面两点间最小距离(夹角),用于识别物体形状的能力。眼识别远方物体或目标的能力称为远视力,识别近处细小对象或目标的能力称为近视力。正常情况下,人眼视锥细胞主要聚集于眼底后极部视网膜黄斑区,尤其在中心凹区更为集中,该区域的视敏度最高,故黄斑中心凹的视敏度又称为中心视力,反映视网膜黄斑区中心凹的功能。

中心远视力,简称远视力或视力,通常被作为法医学鉴定标准中评价视力的指标。目前国际上有多种常用的中心远视力表示方法,国内主要常用的为小数视力表示法(即国际通用远视力表视力)与5分记录法。现行法医学鉴定标准中所规定的视力值均为小数视力。各种常用视力表示方法见表1-1。

表1-1　中心远视力与中心视力丧失率

小数记录法	5分记录法	视角(′)	LogMar	Snellen 视力记录法		中心视力留存率(%)	中心视力丧失率(%)
				英　制	米　制		
1.2	5.1	0.8	−0.1	20/16	6/5	100	0
1.0	5.0	1.0	0	20/20	6/6	100	0
0.8	4.9	1.3	0.1	20/25	6/7.5	95	5
0.6	4.8	1.6	0.2	20/32	6/10	90	10
0.5	4.7	2.0	0.3	20/40	6/12	85	15
0.4	4.6	2.5	0.4	20/50	6/15	75	25
0.3	4.5	3.2	0.5	20/64	6/20	65	35
	4.4	4.0	0.6	20/80	6/24	60	40
0.2	4.3	5.0	0.7	20/100	6/30	50	50
	4.2	6.3	0.8	20/125	6/38	40	60

续　表

小数记录法	5分记录法	视角(′)	LogMar	Snellen 视力记录法		中心视力留存率(%)	中心视力丧失率(%)
				英　制	米　制		
	4.1	7.9	0.9	20/160	6/48	30	70
0.1	4.0	10.0	1.0	20/200	6/60	20	80
				20/300	6/90	15	85
0.05	3.7			20/400	6/120	10	90
				20/800	6/240	5	95

　　除了远视力以外,近视力也是视敏度的另一重要检测项目,具有一定的法医学意义。表1-2中注明了不同近视力水平的记录方法以及与其相适应的中心视力丧失率。

表1-2　近视力与中心视力丧失率

国际标准近视力表	Snellen	Jaeger	中心视力留存率(%)	中心视力丧失率(%)
…	14/14	1—	100	0
0.8	14/18	2—	100	0
0.6	14/22	…	95	5
0.5	14/28	3	90	10
0.4	14/35	6	50	50
0.3	14/45	7—	40	60
0.2	14/56	8	20	80
…	14/70	11	15	85
0.1	14/87	…	10	90
…	14/112	14	5	95
…	14/140	…	2	98

视力下降是眼外伤后最常见的主诉之一。有文献报道,在眼外伤的法医学鉴定中,接近 70% 的成年被鉴定人存在夸大或者企图夸大视力下降程度的心理。因此,如何对视觉功能进行客观的评定一直是法医学工作者努力的方向。

周边视力也称视野,是当眼睛正视前方某一固定目标时,在维持眼球和头部不动的情况下,该眼所能看得到的空间范围,即黄斑中心凹以外的视力。正常眼的视野范围以颞侧最大,向下次之,鼻侧因有隆起的鼻背遮挡,故稍小,向上因有上眼睑遮挡,为最小。正常眼球八个方位视野度数正常值:颞侧 $85°$,颞下 $85°$,下侧 $65°$,鼻下 $50°$,鼻侧 $60°$,鼻上 $55°$,上侧 $45°$,颞上 $55°$。合计为 $500°$。

视野缺损也是眼外伤后的常见主诉,常表现为管状视野、偏盲等。因此,客观评定视野缺损程度,同样也是法医学工作者的重要研究内容。

第二节　法医临床学鉴定中的视觉功能及其意义

一、盲与视力损害分级标准

(一)1973 年世界卫生组织盲与视力损害的分级标准

世界卫生组织(WHO)于 1973 年提出了盲与低视力分级标准,并鼓励所有国家的研究工作者和有关机构采用这一标准。该标准采用最好矫正视力来评估视力,并将视力损伤分为 5 级,分别是低视力 1 级、低视力 2 级、盲目 3 级、盲目 4 级和盲目 5 级(表 1-3)。我国于 1979 年第二届全国眼科学术会议上决定采用这一标准。以往我国法医学鉴定实践中有关视力障碍的评价以

WHO于1973年制定的疾病分级标准为依据,以"最好矫正视力"作为鉴定依据,包括《人体重伤鉴定标准》(司发[1990]070号)、《人体轻伤鉴定标准(试行)》(法(司)发[1990]6号)、GB/T 16180—2006《劳动能力鉴定 职工工伤与职业病致残等级》标准、GB18667—2002《道路交通事故受伤人员伤残评定》以及SF/Z JD0103004—2011《视觉功能障碍法医鉴定指南》等。除此以外,由中华人民共和国最高人民法院、最高人民检察院、国家安全部、公安部、司法部发布并于2014年1月1日起实行的《人体损伤程度鉴定标准》以及2015年1月1日开始实施的GB/T 16180—2014《劳动能力鉴定 职工工伤与职业病致残等级》标准,仍然延用了"最高矫正视力"这一概念。

表1-3 1973年WHO制定的盲与低视力分级标准

级 别		最好矫正视力	
		最好视力低于	最低视力等于或优于
低视力	1	0.3	0.1
	2	0.1	0.05(3米指数)
盲 目	3	0.05	0.02(1米指数)
	4	0.02	光 感
	5		无光感

然而,随着眼科研究的不断深入,学者发现采用"最好矫正视力"来评价视力存在一定的不足。"最好矫正视力"是单眼理论上可以矫正到的最好视力,检查"最好矫正视力"是单眼尝试各种矫正方法后获得的最佳结果。在日常生活中,人们通常使用双眼来完成日常生活和工作。然而,"最好矫正视力"未考虑双眼同时使用时的协调性,亦未考虑"最好矫正视力"在日常生活中是否有效,不能反映实际生活中的视力状况。因此,"最好矫正视力"与在日常生活中使

用的视力有可能并不一致、甚至存在相差很大的情况。

　　在法医学鉴定实践中,迄今为止均仍主张采用"最好矫正视力"作为评定依据,而被鉴定人实际生活中根本无法感受到该视力水平,勉强戴镜可能因双眼屈光参差造成无法适应,或者过度矫正造成不适,常因此抱怨不断,甚至引发对鉴定人的不解及其对鉴定意见公正性的怀疑。

　　(二)2003 年世界卫生组织盲与视力损害的分级标准

　　2003 年 9 月在瑞士日内瓦召开的有关"视力损害及视功能特征标准进展"的咨询会上,WHO 制定了新的盲与视力损害分级标准,代替 1973 年由 WHO 防盲研究小组提出的视力损害的分级标准。在新的分级标准中,用"日常生活远视力"代替"最好矫正视力",用"视力损害"代替"低视力",并将盲与视力损害分为 6 级,分别是轻度或无视力损害、中度视力损害、重度视力损害、盲目 3 级、盲目 4 级和盲目 5 级(表 1 - 4)。从 2014 年 1 月 1 日开始实施的《人体损伤程度鉴定标准》摒弃了 1973 年 WHO 的规定,采用了新的盲及视力损害分级标准。近年来,"日常生活视力"的概念越来越得到法医临床学司法鉴定人的关注。

表 1 - 4　2003 年 WHO 制定的盲与视力损害分级标准

分　类	日常生活远视力	
	视力低于	视力等于或优于
轻度或无视力损害 0		6/18 3/10(0.3) 20/70
中度视力损害 1	6/19 3.2/10(0.3) 20/63	6/60 1/10(0.1) 20/400

续 表

分 类	日常生活远视力	
	视力低于	视力等于或优于
重度视力损害	6/60	3/60
2	1/10(0.1)	1/20(0.05)
	20/400	20/400
盲	3/60	1/60 或 1 米指数
3	1/20(0.05)	1/50(0.02)
	20/400	5/300(20/1200)
盲	1/60 或 1 米指数	光感
4	1/50(0.02)	
	5/300(20/1200)	
盲		无光感
5		
		未确定或未具体说明

　　日常生活视力是指在日常屈光状态下的视力。日常生活视力的判断遵循以下原则：① 若平时不戴眼镜,则将其裸眼视力作为日常生活视力；② 若平时戴眼镜,无论这幅眼镜是否合适,则将戴用这副眼镜的视力作为日常生活视力；③ 若虽已配有眼镜,但在日常生活中并不戴用,则以其裸眼视力作为其日常生活视力。但是,司法鉴定实践中由于索赔或惩罚心理,被鉴定人往往存在不同程度夸大不利因素的情况或倾向；同时,司法鉴定意见应该尽可能排除不同个体间生活、经济、医疗条件等差别的影响,因此在司法鉴定中显然不能完全照搬"日常生活视力"的概念。

　　有学者提出,在司法鉴定中有必要引入"最好矫正日常生活视力"这一概念。"最好矫正日常生活视力"指经过专业眼科医师或从事眼科专业鉴定的司法鉴定人评估,得出伤者在日常生活中可使用的"最好矫正视力"。即在目前使用"最好矫正视力"的基础上,对其可行性及适用性进行专业评估,以日常生活中可以使用的最好矫正视力作为依据进行法医学评定。这既能充分反映伤者日常生活状态下的真实视力,克服"最好矫正视力"对实际使用视力的高估,同时也排除了"日常生活视力"中主、客观条件的影响,解决了"日常生活视力"对实际可使用视力的低估,有助于更公正地进行视觉功能评定。

二、视野缺损分级标准

若受检眼的视野范围小于正常视野,则属于视野缺损。视野缺损的程度,可通过视野检测进行评估。计算机自动视野计视野检查,分为动态视野检查和静态视野检查,前者能全面衡量视野范围,测定周边视野,后者可以反映视敏度下降的情况,并可与动态视野检测比较其吻合性,以观察结果的可靠程度。这对法医学评定具有重要意义,目前已经被应用于司法鉴定实践。

正常眼球在颞侧($0°$)、颞上侧($45°$)、上侧($90°$)、鼻上侧($135°$)、鼻侧($180°$)、鼻下侧($225°$)、下侧($270°$)、颞下侧($315°$)等八个方位视野度数合计值一般为 500。采用周边视野检测时,可读取受检眼周边视野实际检查结果所显示的视野界线在以上八个方位的数值,并计算其合计值,以该合计值除以正常值 500,即得到视野有效值。

以下以图 1-3 周边视野检查结果为例,演示视野有效值的计算方法。

颞侧:读取视野界线在 $0°$ 的交点值为 77,中心旁偏颞侧在 $0°$ 有小缺损,缺损值为 7。综合计算该处视野值为 70。

颞上侧:读取视野界线在 $45°$ 的交点值为 46,中心旁偏颞上侧在 $45°$ 有小缺损,缺损值为 6。综合计算该处视野值为 40。

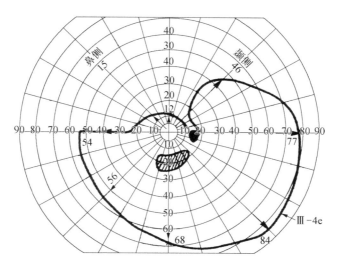

图 1-3　周边视野检查结果

上侧：读取视野界线在 90°的交点值，该处视野值为 12。

鼻上侧：读取视野界线在 135°的交点值，该处视野值为 15。

鼻侧：读取视野界线在 180°的交点值为 54，且在交点值为 24 的范围内，180°线以上及以下均在视野范围内，而在交点值为 24~54 的范围内，视野界线恰好与 180°重合，即从上方来看，180°处视野缺损，而从下方来看，180°处视野完整，故该范围内仅能计算 1/2。据此综合计算该处视野值为 39。

鼻下侧：读取视野界线在 225°的交点值，该处视野值为 56。

下侧：读取视野界线在 270°的交点值为 68，视野范围内于 270°有缺损，缺损值为 10。故该处视野值为 58。

颞下侧：读取视野界线在 315°的交点值，该处视野值为 84。

综合计算上述 8 个方向的视野值，为：$70+40+12+15+39+56+58+84=374$。视野有效值应为：$(374/500)\times100\%=74.8\%$。

根据视野有效值,然后查表 1-5,可以获知其残存视野所相当的视野半径。

表 1-5　视野有效值与视野缩小度数(半径)对照表

视野有效值(%)	视野度数(半径,°)
8	5
16	10
24	15
32	20
40	25
48	30
56	35
64	40
72	45
80	50
88	55
96	60

根据周边视野检查结果,计算残存视野有效值,可计算得出残存视野的半径。在法医学鉴定中通常按残存视野的大小,将视野缺损分为数个等级。视野缺损的程度可参照表 1-6。

表 1-6　视野缺损的程度

视野缺损程度	视野度数(直径,°)	视野度数(半径,°)
视野接近完全缺损	＜5	—
视野极度缺损	＜10	＜5
视野重度缺损	＜20	＜10
视野中度缺损	＜60	＜30
视野轻度缺损	＜120	＜60

上述实例中,74.8%的视野有效值相当于残存视野的半径在45°~50°之间(直径在 90°~100°之间),应属视野轻度缺损。

三、视力有效减弱补偿率以及无晶体眼中心视力的评价

职工工伤与职业病致残等级评定的标准中提出了视力有效减弱补偿率以及无晶体眼中心视力评价的方法,对于双眼视力损害以及无晶体眼视力损害的伤残评定提出了有价值的方法,值得鉴定人高度重视。

(一)视力减弱补偿率的评价

视力减弱补偿率是眼科评残的主要依据之一,它的提出源于1958 年第 18 届世界眼科协会大会的《关于统一眼科残废率报告》。该报告提出了视力残废率的概念,随后逐渐演变为视力减弱补偿率。《劳动能力鉴定　职工工伤与职业病致残等级》(GB/T 16180—2006)规范性附录 A 中已经引入了"视力减弱补偿率表"(表 1-7)。视力减弱补偿率将双眼视力视为一个整体,对视力障碍的评残具有重要的作用。

表 1-7　视力减弱补偿率表

左　眼		右　眼											
		6/6	5/6	6/9	5/9	6/12	6/18	6/24	6/36		6/60	4/60	3/60	
		1~0.9	0.8	0.6	0.6	0.5	0.4	0.3	0.2	0.15	0.1	1/15	1/20	<1/20
6/6	1~0.9	0	0	2	3	4	6	9	12	16	20	23	25	27
5/6	0.8	0	0	3	4	5	7	10	14	18	22	24	26	28
6/9	0.7	2	3	4	5	6	8	12	16	20	24	26	28	30
5/9	0.6	3	4	5	6	7	10	14	19	22	26	29	32	35

续　表

左　眼		右　眼												
		6/6	5/6	6/9	5/9	6/12	6/18	6/24	6/36		6/60	4/60	3/60	
		1～0.9	0.8	0.6	0.6	0.5	0.4	0.3	0.2	0.15	0.1	1/15	1/20	<1/20
6/12	0.5	4	5	6	7	8	12	17	22	25	28	32	36	40
6/18	0.4	6	7	8	10	12	16	20	25	28	31	35	40	45
6/24	0.3	9	10	12	14	17	20	25	33	38	42	47	52	60
6/36	0.2	12	14	16	19	22	25	33	47	55	60	67	75	80
	0.15	16	18	20	22	25	28	38	55	63	70	78	83	83
6/60	0.1	20	22	24	26	28	31	42	60	70	80	80	90	95
4/60	1/15	23	24	26	29	32	35	47	67	78	85	92	95	98
3/60	1/20	25	26	28	32	36	40	52	75	83	90	95	98	100
	<1/20	27	28	30	35	40	45	60	80	88	95	98	100	100

例如,某一被鉴定人,经视力表测试,其左、右眼矫正视力均为0.8,其视力减弱补偿率为0,说明其双眼视力正常。又如,某一被鉴定人,其左、右矫正视力均低于0.05,则其视力减弱补偿率为100%,说明其双眼视力完全丧失。再如,某一被鉴定人,其左眼矫正视力为0.6,右眼矫正视力为0.2,则其视力减弱补偿率为19%。由此可见,通过查表法可快速、简便地获知双眼任意视力水平时的视力减弱补偿率。

由于《劳动能力鉴定　职工工伤与职业病致残等级》(GB/T 16180—2006)未对视力减弱补偿率的使用方法进行具体操作说明,给实际应用带来了很大的困难。在新修订的《劳动能力鉴定 职工工伤与职业病致残等级》(GB/T 16180—2014)中添加了视力减弱补偿率的使用说明,并给出了视力减弱补偿率与工伤等级对应表(表1-8)。

表1-8 视力减弱补偿率表与工伤等级对应表

致残等级	视力减弱补偿率(%)
一级	—
二级	—
三级	100
四级	86～99
五级	76～85
六级	41～75
七级	25～40
八级	16～24
九级	8～15
十级	0～7

应用《劳动能力鉴定 职工工伤与职业病致残等级》(GB/T 16180—2006)进行伤残等级鉴定的实践中,可根据视力查表确定视力减弱补偿率,然后根据视力减弱补偿率与工伤等级对应表确定残级。

上述左眼矫正视力为0.6、右眼矫正视力为0.2的被鉴定人,经查表1-7,其视力减弱补偿率为19%,进一步查表1-8,其视力障碍程度在职工工伤八级伤残范围内。

但《劳动能力鉴定 职工工伤与职业病致残等级》(GB/T 16180—2014)同时指出,视力减弱补偿率仅适用于在应用具体定残条款存有疑问时,且不适用于一、二级伤残及眼摘除者伤残评定的情形。

(二) 无晶体眼视觉损伤程度的评价

美国《社会保障伤残鉴定》(*Disability Evaluation Under Social Security*)规定,视功能评估以视效率为基础,无晶体眼视效率按比例折算。

《劳动能力鉴定　职工工伤与职业病致残等级》(GB/T 16180—2014)规定,白内障摘除术后未能植入人工晶体者,谓无晶体眼。该标准给出了《无晶体眼视觉损伤程度评价参考表》(表1-9)。在实际操作中,先根据无晶体眼的只数(即单眼、双眼)查《无晶体眼视觉损伤程度评价参考表》,获得视力有效值,再根据该视力有效值的数值查找其所对应的晶体眼的视力水平,即可获得无晶体眼实际的视力损害程度。

表1-9　无晶体眼视觉损伤程度评价参考表

视　力	无晶体眼中心视力有效值百分比		
	晶体眼	单眼无晶体	双眼无晶体
1.2	100	50	75
1.0	100	50	75
0.8	95	47	71
0.6	90	45	67
0.5	85	42	64
0.4	75	37	56
0.3	65	32	49
0.25	60	30	45
0.20	50	25	37
0.15	40	20	30
0.12	30	—	22
0.1	20	—	—

例如,某被鉴定人左眼无晶体、视力 0.5,右眼晶体眼、视力 0.8。查表 1-9,左眼 0.5 视力视效率 42%,与晶体眼视力 0.2～0.15 的视效率相当,即无晶体的左眼矫正视力 0.8 与正常晶体眼视力 0.2～0.15 基本相当。进一步查表 1-7 与表 1-8,该被鉴定人的双眼视力减弱补充率在大于 14%,小于 18%,相当于职工工伤九级或八级伤残。

再如,某被鉴定人双眼均为无晶体眼,矫正视力均可达 1.0。查表 1-9"双眼无晶体"栏,其双眼视效率均为 75%,与双眼正常晶体眼视力 0.4 相当。进一步查表 1-7 与表 1-8,该被鉴定人的视力减弱补偿率为 16%,相当于职工工伤八级伤残。

单眼无晶体眼虽然可能有较好的矫正视力,但由于存在较大的屈光参差,其矫正视力在日常生活中并不能发挥有效的作用。近年来,人工晶体植入技术已有快速发展,一眼无晶体而另一眼存在正常晶体的情况已相当少见,故此,美国医学会(American Medical Association)在《永久性残损评定指南》(*Guides to the Evaluation of Permanent Impairment*)第五、六版中已经删除了上述单眼无晶体的规定。

第二章　视觉功能心理物理学检查

第一节　视力表视力检查

在法医临床学鉴定实践中,视力下降是眼外伤被鉴定人最常见的主诉之一,无论在临床医院,还是在司法鉴定机构,常用的视力检查工具均是视力表。视力表视力检查本质上属于心理物理学方法。利用心理物理学方法进行行为视力检验迄今仍是评价被鉴定人视力水平的重要手段。视力的心理物理学检查主要包括远视力检查、近视力检查,及光感、光定位检查。因为需要被鉴定人明示其是否看见以及所看见的内容,因此,视力的心理物理学检查方法也被认为是主观视力检查。

一、远视力检查

(一)设备与环境

目前国内采用国际标准视力表和对数视力表,常用视标多采用"E"字、"C"字两种,还有采用英文字母、阿拉伯数字或者日常生活常见器具与动、植物图案。视力表有纸质、灯箱式及投影仪式等。检查时要求在自然光或人工照明条件下进行。按照相关技术规范,视力表的亮度应为 300~500 Lux。

若采用视力表时,应注意 1.0 视标保持与受检眼基本等高,检查距离通常 5 m(可参照视力表相关技术要求)。检查室距离不足 5 m 时,可采用平面镜反光的方法延长检查距离。

若采用视力表投影仪,则可按照说明书要求,检查距离一般为 3~6 m。

不同的视力表,其原理大致一致,法医学检验时可根据本鉴定机构与鉴定人的习惯选择。

近年来,由温州医科大学眼视光医院发明的中文字体视力表,具有一定的创新性,必要时可以尝试使用。

采用多种视力表进行远视力检查,其视力检验结果应该基本相同。若存在较大差异的,应怀疑被鉴定人有伪装或夸大视力障碍的可能。

视力表投影仪具有可显示单个或者单排视标的优势,若隐去视标行所代表的视力数值,可通过反复检查,观察检查结果的可重复性,协助判断其对检查结果的配合程度。

（二）检查方法

常规先检查右眼、后查左眼;也可先查非鉴定眼,后查鉴定眼。

戴镜者先查裸眼视力,然后查戴镜视力并记录矫正镜片的度数。

以下以"E"字视力表为例。以遮眼板遮盖一眼,查另一眼。自较大视标开始,要求在 3s 内准确指出视标方向(字母缺口的指向)。待该行视标均被正确指认,可向下换行;若该行视标一半以上不能正确指认,则向上换行。

若被鉴定人不能辨认视力表中最大视标的方向,则令被鉴定人逐步走近视力表,直至能够辨认视标方向为止。受检眼与视力表的最小距离为 1 m。

若走近至 1 m 时仍不能辨认视标方向,则改为检查其数手指的能力。嘱被鉴定人背光,检查者伸出若干手指,令其说出所见到的手指数。若受检眼不能辨认 1 m 以内的手指数,则检查者改以手在受检眼的前方晃动,观察被鉴定人能否辨认。若受检眼不能辨认手动,则检查其在暗室内有无辨认光感的能力,多以烛光或者聚光手电投照受检眼,观察其能否辨认。

有光感视力的,必要时进行光定位检查,要求被鉴定人指出光源位于眼前的位置。

(三)记录

将能看清的最小视标所代表的视力值记录下来,可以作为该受检眼的远视力水平。

若最小视标行中有部分视标(未超过半数,如 2 个)未能正确指认,可记录这一行视标所代表的视力,但须在右上角记录未正确指认的视标个数(如"-2")。若最小视标行中大部分视标未能正确指认(未能指认的超过半数,如仅能辨认 1 个视标),则记录均能正确指认的上一行较大视标所代表的数值作为该眼的视力水平,并在右上角记录下一行中能正确指认的视标个数(如"+1")。具体记录方法可参考表 2-1。

表 2-1　视力矫正记录方法

眼别	裸眼视力	球镜 (Ds)	轴镜 (Dc)	轴向 (°)	矫正视力	记录方法
OD/R	0.3^{-1}	-2.00	/	/	0.8	$0.3^{-1}, -2.00\text{Ds} \rightarrow 0.8$
OS/L	0.3	-2.00	-0.75	90	0.8^{+2}	$0.3, -2.00\text{Ds}-0.75\text{Dc}\times 90° \rightarrow 0.8^{+2}$

检查受检眼是否具有数指的能力时,若其仅能辨清眼前

50 cm 的手指数,则记录为数指/50 cm(CF/50 cm)。

检查受检眼是否具有识别手动的能力时,若其仅能辨认眼前 20 cm 的手部晃动,则记录为手动/20 cm(HM/20 cm)。检查者需注意手部晃动要轻柔,避免产生被鉴定人可感知的空气流动而干扰检查。

检查受检眼是否具有感受光线的能力时,若其能看到光,则记录为光感(LP),必要时记录能够辨认光感的最大距离(如 5 m 光感或 LP/5 m);否则记录为无光感(NLP)。

受检眼有光感的,必要时应检查其光定位能力。在保持头位不动、受检眼正视前方、另眼遮蔽的情况下,依次检查其能否辨认眼前方九个方位的光源,包括正前方、左前方、右前方、正上方、左上方、右上方、正下方、左下方、右下方,分别以"+"表示该方位能辨认光源,"-"表示该方位不能辨认。

(四)改变测试距离的视力换算

可以通过改变测试距离的方法进行视力检验。嘱被鉴定人走进(或者远离)视力表(如标准测试距离为 5 m),获知被鉴定人逐步走近视力表能看清视标的最大距离,根据公式 $V = (d/D) \times V_0$,[V 为被鉴定人待测视力,V_0 为所看清最小视标所代表的视力水平,D 为正常眼看清该视标的距离,d 为被鉴定人看清该视标的实际距离]。

例如,3 m 处能看清 0.1 行视标,则视力为:$(3/5) \times 0.1 = 0.06$。

如标准测试距离处不能辨认 0.1 行视标,表示其视力水平在 0.1 以下,此时嘱其走近视力表直至能够辨认该行视标的指向,通过了解该距离,可查表 2-2 获得被鉴定人的实际视力水平。

表 2-2　走近法测 0.1 以下视力记录及矫正值表

检查距离略值(m)	1.0	1.2	1.5	2.0	2.5	3.0	4.0
5 分记录值	3.3	3.4	3.5	3.6	3.7	3.8	3.9
小数记录值	0.02	0.025	0.03	0.04	0.05	0.06	0.08

（五）矫正视力

可以采用针孔镜或者屈光镜片测试受检眼的矫正视力。

1. 矫正视力的记录

若受检眼在针孔镜下视力可获得提高,可记录针孔镜视力。如裸眼视力 0.3,加针孔镜后视力提高至 0.6,则记录为:0.3,+针孔镜→0.6。

根据受检眼的验光结果,行插片试镜后视力有提高者,可记录插片矫正视力。例如,裸眼视力 0.3,插 $-2.00Ds$ 球镜联合 $-0.75Dc$ 柱镜(轴位为 90°)时,视力提高至 0.8,则记录 0.3,$-2.00Ds-0.75Dc\times90°$→0.8。

2. 屈光状态的检验

因法医学检验要求明确被鉴定人的最佳矫正视力,故对于视力降低的,有必要明确其屈光状态,并据此尝试插片试镜视力,直至获得插片情况下的最佳视力。

有多种方法可检验被鉴定人的屈光状态。

（1）检影法

检查者应用检影镜,将光投射到受检眼内,通过检眼镜的观察孔观察受检眼瞳孔区光影的移动,根据移动的方向(如顺动与逆动),判断屈光性质及其程度。同时可以在受检眼前尝试放置不同屈光度的透镜,逐步将该眼调整为正视状态(通过透镜矫正屈光异常),直至明确其实际屈光状态。

检影法是临床眼科与视光学的常用检查技术,检查者若经适当训练,可据此准确获得受检眼的屈光状态。

(2)角膜曲率测量法

可测定角膜前表面的弯曲半径及角膜弯曲表面的屈光度。主要用于了解角膜病损致散光的检查。

(3)检眼镜检查法

如果检查者和伤者的眼睛都是正视眼,用直接检眼镜不用任何调节即可以看清楚眼底。如有屈光不正,则要通过调节镜片矫正方可使眼底保持清晰。检查者可以根据所用镜片度数来判断被鉴定人初步的屈光情况。

在用检眼镜测定屈光时,一般是用视乳头的颞侧边缘为标准。例如,检查者是正视眼,用$-3.00\,D$看清楚视盘的边缘,则受检眼为$3.00\,D$的近视。如果用$+4.00\,D$可以看清视盘边缘,则为$4.00\,D$的远视。如检查者自身也存在屈光不正,则应从矫正镜片中先行予以加减。如检查者为$3.00\,D$的近视,用$-1.50\,D$镜片看清眼底,则受检眼为$1.5\,D$的远视($+3.00\,D-1.50\,D$);如该检查者用$+1.50\,D$镜片方能看清眼底,则受检眼的屈光度等于$+4.50\,D$的远视($+3.00\,D+1.50\,D$)。如检查者为$3.00\,D$的远视,用$+2.00\,D$可看清眼底,则受检眼存在$1.00\,D$近视($-3.00\,D+2.00\,D$)。

这种测定法有较大难度,需要检查者具有丰富的经验方可获得较准确的结果,但检查结果常较粗略。

(4)电脑验光

目前广泛应用的是电脑自动验光仪,检查程序化,并自动打印结果。电脑验光在无明显散光且屈光度异常并不严重的被鉴定人,其准确性较高,可在电脑验光的基础上进行插片试镜。但是,除电脑验光仪本身的误差之外,还受被鉴定人的合作程度与屈光间质透明度的影响,因此还不能完全取代临床常用的验光方法,通常可以作为一种初步检查、大规模筛查以及补充检查手段。

二、近视力检查

推荐使用标准近视力表(或 Jaeger 近视力表)。应在充足照明下,将近视力表置于距离受检眼 30 cm 处进行检查。若近视力较差,可移近距离至能够分辨为止,但必须同时记录实际检查距离。

第二节　视　野　检　查

一、视野概述

眼向前方注视一固定目标时周边视网膜所能感觉到的全部空间范围谓之视野。通常在视线方向之物体,因系直接视,往往显得最为清晰;在视野周边部的物体因系间接视,故一般不甚清晰。此处所称的视野则无直接视与间接视之分,亦无视力好坏的差别,是指眼睛可感觉到的全部空间范围的总和。故视力良好者可以发生视野狭窄,而视力较差但视野尚基本正常的情形亦并非少见。

视野的范围是由眼与注视目标的距离与空间物体(光标)的大小所决定的。视野正常应包含两个层面的意思:首先即视野的绝对边界所能够达到的空间范围与正常同龄人相当;全视野范围内每个部位的光敏感度与正常同龄人均相当,除生理盲点外,正常视野范围内不应该有光敏感度下降的区域或暗点。

一般正常单眼用白色视标检测时,视野范围为鼻侧 60°,颞侧90°,上方 55°,下方 70°。其他颜色视标检测时,视野范围会有所不同,大致规律为：白色视野＞黄蓝视野＞红色视野＞绿色视野,且均依次递减约 10°。生理盲点位于中心固视点颞侧 15.5°、水平经线下 1.5°。正常生理盲点边界为一垂直椭圆形,垂直经线约 8°,水平经线约 6°。

双眼视野范围明显大于单眼视野范围。

视野缺损即视野范围受损,既包括视野绝对空间范围的缩小,也包括视野范围内出现绝对暗点(视敏感度消失)或相对暗点(视敏感度较正常同龄人下降)等。

二、静态视野检查

（一）概述

静态视野是用于检查受检眼在一定的视野范围内的视敏感度,并检出其是否存在绝对暗区或者相对暗区。静态视野的检查结果虽然并不能直接用于法医学鉴定中确定视野大小(范围),但其与动态视野(周边视野)检查结果具有极好的相关性,且相对而言更容易检查、也更有利于判断有无伪装,故对法医学鉴定而言同样具有重要意义。

静态视野检查双眼同侧偏盲和双眼对侧象限盲的结果见彩图 1。

静态视野为计算机视野计检查视野的程序和方法。国际上通用的有 Humphery、Octopus 等型号。可以通过被鉴定人对光的敏感度的检测来对视野缺损的深度做定量分析,精确地进行视网膜光阈值的定量测量,并以光敏度的改变定量绘制视野缺损的程度。检查过程由计算机自动控制,可以排除操作者主观诱导作用对视野结果的影响。主要程序有阈值测量程序(为定量检查)、筛选程序(为定性和阈上值筛选)。程序具有多种视野检测部位和不同光标分布的选择,可以根据不同的目的设计不同的检查程序。

（二）视标参数

1. 视标亮度

视标亮度实际上是视标绝对亮度与背景亮度之间的相对差值,例如,背景亮度为 31.5 asb,视标亮度为 100 asb,那么视标的绝对亮度应为 131.5 asb。

以 OCTOPUS101 计算机视野计为例,视标绝对亮度介于 0.1～1000 asb 之间。当亮度最大时,其对应的分贝数定义为 0;当亮度逐渐减低时,其对应的分贝数逐渐增大,至亮度为 0.1 时,其对应分贝数为 40 dB。在实际检测中,应避免使用亮度过高的视标,否则可能造成光的散射,使被鉴定人误判"看到"从而造成结果的误差。

2. 视标大小

Goldmann 视野计设定了五种不同大小的视标,分别为:① Ⅰ号,直径 6.5′,面积为 0.25 mm²;② Ⅱ号,直径 13′,面积为 1 mm²;③ Ⅲ号,直径 26′,面积为 4 mm²;④ Ⅳ号,面积为 16 mm²;⑤ Ⅴ号,直径 104′,面积为 64 mm²。大部分计算机视野计能够提供上述五种视标。

法医学鉴定时通常推荐使用Ⅲ号或Ⅳ号视标。对于视力低下的被鉴定人,OCTOPUS101 计算机视野计专门设计的低视力程序,所选用的则是Ⅴ号视标。由于视标增大,光通量增加,一般均可提高受检眼的光敏感度。以Ⅲ号视标与Ⅴ号视标检查结果相比,一般可使光敏感度提高 5～10 dB,对于存在视野缺损的受检眼,常可以使其敏感度范围得到扩大。

3. 视标持续时间

视标持续时间同样直接关系到视标的可见性。经研究发现,当视标的持续时间大于 100 ms 时,则其持续时间不再与可见性相关,称为"临界时间"。OCTOPUS101 计算机视野计设定的视标持续时间一般为 100 ms,而 Humphrey 计算机视野计设定的则为 200 ms。

4. 视标间隔时间

OCTOPUS101 计算机视野计设计的视标间隔时间为 1.5～4 s 之间。若检查者在检查开始前没有固定间隔时间,则计算机将在检查过程中根据被鉴定人的反应速度自动调整间隔时间,故间隔时间会在上述幅度范围内不断变化。

(三)计算机视野计结果报告

以 OCTOPUS101 计算机视野计为例,其在进行静态视野检查以后,可以提供一份"7 合 1"的打印报告。该报告的上半部分是被鉴定人资料(如姓名、年龄、性别等)、检查参数和可信性指数。下方为 7 个视野图,分别为灰度图、数值图、比较值图、矫正的比较值图、概率图、矫正概率图和累积缺损曲线图。在报告的右下角为视野指数。OCTOPUS101 计算机视野计生成的静态视野检查报告见彩图 2。

灰度图在 OCTOPUS101 计算机视野计提供的为伪彩图,系计算机经计算后给出的,显示了受检眼的视敏感度水平。其中黄色表示视敏感度与正常同龄人相比在正常范围以内,绿色为基本正常,然后随着颜色的加深,表示其视敏感度有所下降且程度逐渐加重,黑色为绝对暗点。

数值图显示的为视敏感度的绝对值,单位为dB。

比较值图显示的是视敏感度绝对值与正常同龄人正常参考值之间的差值。若差值小于或者等于 4 dB,则用"+"表示其基本正常;若差值超过 4 dB,则显示为实际差值。差值越大,缺损也越明显。

矫正的比较值图显示的是剔除屈光介质混浊或者屈光不正引起的视敏度普遍下降后获得的比较值图。

概率图显示的是经与正常同龄人比较,视野缺损属于"异常"的概率,具有重要的诊断价值。

矫正概率图显示的是剔除了屈光介质混浊或者屈光不正引起的视敏度普遍下降后获得的概率图。

累积缺损曲线图是对计算机视野结果的另一种图形显示,有利于辨认视野中弥漫性或者局限性的损害,可迅速、清楚地评估视野缺损的特性与程度。目前唯有 OCTOPUS101 计算机视野计提供。

被鉴定人的个人资料均为检查者输入,该信息的准确输入非常重要,因计算机将自动根据相应年龄的正常值判断被鉴定人的敏感度指标是否在正常范围。由于光敏度阈值正常值与年龄相关,故而评估个体视野必须将其与同一年龄组正常群体比较方能得出结论。Octopus 视野计年龄校正"正常值"数据库是通过对数百名 20～70 岁正常人的多中心研究建立起来的。评估视野检查结果就是分析其偏离"正常值"的情况。

在右上角的可信性指数中,"Catch trials"意为捕捉试验非常重要,其实际含义是在被鉴定人的"可见"区域给予高于视敏感度阈值的视标刺激,若被鉴定人没有应答,则为假阳性;而在被鉴定人的"不可见"区域给予低于视敏感度阈值的视标刺激(往往配合短声提示),若被鉴定人有应答,则为假阴性。该试验的意义在于检验被鉴定人的依从性和配合程度。在报告的右下角提供的"RF"值是另一项需要重点关注的指标,其大小直接反映了计算机视野计计算后得出的检查结果可信度。当 RF 值低于 15 时,检查结果具有较好的可信度,而高于 15 时,被鉴定人依从性和配合程度往往较差,结果并不可信。

三、动态视野检查方法

视野检查方法可大致分为动态视野、静态视野检查等两种。动态视野检查是用同一刺激强度光标从某一不可见区（如从视野周边不可见区）向中心可见区移动，以探查不可见区与可见区分界点的方法。动态视野检查的优势在于易行和快速，且能够全面地衡量视野范围，对法医学鉴定具有重要意义，但在检测视野浅暗点时，敏感性较差。

（一）对比检查法

对比检查法也可称为面对面检查法。被检查者与检查者面对面而坐，距离约 0.5 m（约为一臂距离）。遮盖被检查者左眼，嘱右眼注视检查者左眼，同时检查者闭合右眼。检查者伸出一手指，置于在被检查者与检查者间等距离处，分别由周边向中心移动，嘱被检查者在发现手指出现时立即说出。完成左、右、上、下、左上、左下、右上、右下共八个方向，并与检查者正常视野互相对比，此法可初步得出被检查者的大致视野范围。

（二）周边视野计检查法

被鉴定人坐于视野计前，遮盖一眼，颏部置于支架上，使被检眼对准中心目标。检查时先用直径为 2～5 mm 的白色及红色视标（必要时加查绿、蓝等色），自弓的周边向中心缓慢移动，当被鉴定人见到视标时，将弓上的度数记录在视野图上，再转变方向，每转 30°～45°检查一次。最后，将图上各点连接即为白色或相应颜色的视野范围。应注明检查日期、视标颜色、大小、距离、眼别、视力、照明种类等。

（三）计算机视野计动态视野检查法

随着计算机视野计的问世，计算机视野检查法已经日益取代其他视野检查方法。

应用计算机视野计检查时,应根据需要选择程序。视标的大小、亮度、颜色以及背景光照度均与动态视野检查结果有关。

1. 计算机动态视野检查的参数

因视野缺损的法医学鉴定须行动态视野检查时,可选择前述Ⅳ号视标。

视标移动速度一般可设定为 $4°/s$。

检查者可根据需要适当调整视标的亮度、大小、移动速度乃至视标颜色。

2. 计算机动态视野检查结果的评估

OCTOPUS101 计算机视野计检见一位被鉴定人左眼基本正常的动态视野检测结果见彩图 3。

生理盲点扩大可能是青光眼的重要临床表现,在动态视野检查时,还应注意测量生理盲点的大小。OCTOPUS101 计算机视野计提供了专门的生理盲点测量程序,应注意应用。

在彩图 3 中,还可以看到在视野可见区内有三条直线,其作用在于测量被鉴定人的反应时间。因被鉴定人在看到视标到做出应答反应必然存在一定的时间间隔,因此,视野计描记的曲线并非受检眼实际"看到"而是实际"应答"的点,有必要根据反应时间测试重新调整动态视野曲线,否则可能错误地低估视野范围。

四、计算机视野检查结果影响因素

（一）被鉴定人方面的影响因素

1. 瞳孔直径

瞳孔过大或过小均影响视野检查结果,瞳孔过小对视野检查影响更明显。一般要求做视野检查时瞳孔直径大于3 mm。瞳孔过大会影响视网膜成像质量。

2. 屈光不正

未矫正的屈光不正不能使光标在视网膜平面形成焦点,形成的模糊物象比实际物象面积略大,亮度略暗。因此,在检查中心30°视野时,应根据受检眼的屈光状态和被鉴定人的年龄选择适合的矫正镜。

3. 固视情况

在视野检查时,固视情况对检查结果精确性影响很大。许多计算机视野计均设计有固视检查程序。此外,被鉴定人在检查过程中需注意力集中,同时不能太疲劳。

4. 屈光间质混浊

若存在屈光间质混浊,如白内障、角膜白斑等,应选择大视标以减小误差。

5. 眼睑遮盖

老年人皮肤松弛或上睑下垂,使上睑遮盖瞳孔上方,可造成上方视野缺损。

6. 眼镜框架遮挡

也可以造成视野缺损,所以若有条件,则可选择无框、窄框眼镜并使框架尽量接近眼球。若怀疑是镜架所致的视野缺损,可移去镜架重复检查。

7. 年龄

是影响心理物理检查的主要因素。随年龄增长,视网膜敏感性逐渐下降,等视线呈向心性缩小,同时光阈值波动增大。随年龄增加光敏感性降低的改变在周边部视网膜更为明显。

8. 学习效应

初次接受视野检查者在复查时,等视线常比初次结果略大。但是随着视野复查次数增加,学习效应的影响会变小。

（二）仪器方面的影响因素

仪器方面的影响因素包括静态视野与动态视野检查法的差异，平面屏与球面屏的差异，单点刺激与多点刺激的差异。此外，背景光及视标不同，视阈值曲线就不同，如视标偏大，背景光偏暗，其视阈值曲线较平；反之，阈值曲线较尖。

（三）操作方面的影响因素

不同操作者因检查方法和经验不同，有可能造成假阳性或假阴性。自动视野计由计算机程序控制检测过程，无人为操作的偏差，但应注意被鉴定人的学习效应。

第三节　伪盲与伪装视力降低的检查

本节所称的伪盲系指伪装失明，即被鉴定人诈称视力完全丧失达盲目 5 级程度；伪装视力降低则是指被鉴定人诈称视力较实际情况降低。法医学鉴定实践中，被鉴定人出于某种目的谎称单眼或双眼视力障碍，为非生理性视力降低或丧失，而各种检查均未发现任何足以导致视力障碍的器质性病变。对于怀疑伪盲或伪装视力降低者，需了解其视力丧失的背景、诊疗经过，选择进行视力、屈光、眼前节、眼底、视野、眼电生理及影像学检查。此外，必要时需配合伪盲或伪装视力降低的试验。本节重点介绍以心理物理学方法进行伪盲或者伪装视力降低检查的方法。

一、伪盲的检验

（一）双眼伪盲的检验

双眼伪盲在鉴定实践中并不多见，且相对易于鉴别。且双眼盲需注意与癔症性盲相鉴别。

1. 行为观察法

伪盲者对检查一般不合作,或拒绝某检查。例如,令被鉴定人两眼注视眼前某处目标,被鉴定人多故意往其他方向看。

检查者需密切观察被鉴定人在整个检验过程中的行为。如双眼伪盲者过障碍物时不会被绊倒,而真盲者在行动时往往有紧张感或摸索感,容易被障碍物绊脚。

2. 视动性试验

令被鉴定人注视眼前迅速旋转、画面呈直线条的视动鼓,伪盲者可出现水平性、快慢交替、有节律的跳动型眼球震颤,即视动性眼球震颤;真盲者则不会出现此种震颤。

(二)单眼伪盲的检验

在法医学鉴定实践中,单眼盲更为常见,因此对于单眼伪盲的鉴别显得尤为重要。

1. 行为观察法

与双眼伪盲者一样,被鉴定人对检查通常也不愿合作,或者拒绝检查。令被鉴定人两眼注视视标,单眼伪盲者多不敢或不愿正视前方,故意往其他方向看。

2. 障碍阅读法

令被鉴定人阅读距离 30 cm 远的横排书报,嘱其头位与读物均保持固定不动;然后在被鉴定人双眼与读物之间置一垂直笔杆,距眼约 10 cm;如仅有单眼具备正常视力,必然会因眼前笔杆遮挡部分视野而导致阅读困难;若阅读并不受任何干扰,则证明其可以形成双眼注视,所谓"盲"眼必然为伪盲。

3. 瞳孔检查

若双眼具有正常视力,在排除药物或者其他因素引起的瞳孔扩大、变形以后,其瞳孔通常等大等圆,且存在灵敏的直接、间接对光反射。而盲眼的瞳孔因不能直接感受光线而使直接对光反射消失,但因对侧眼睛存在视力,故盲眼的间接对光反射可以正常存在。若投照伪盲眼,其瞳孔直接对光反射则并不消失,同时对侧眼瞳孔的间接对光反射亦可存在。应注意,外侧膝状体以上的损害,可不发生瞳孔大小、形状及对光反射的变化。

4. 瞬目试验

将健眼遮盖,在被鉴定人不注意的情况下,用手指或棉棒做突然刺向所谓"盲眼"的动作,但不可触及其睫毛或眼睑,伪盲者立即出现瞬目乃至避让反应。

5. 同视机检查

采用视角为10°的较大的双眼同视知觉画片(如图像为狮子以及图像为笼子的画片),嘱被鉴定人保持正视前方的头位并双眼同时分别注视左、右镜筒,若诉称能看到左、右镜筒内的两幅画片(如同时看到狮子与笼子),或者通过其自行调节镜筒位置而完成两幅画片重合的动作(如狮子进笼),则表示其双眼有同时视功能,所谓"盲眼"必然为伪盲。

6. 棱镜片试验

(1) 嘱被鉴定人双眼注视前方某一目标,在所谓"盲眼"前放一 6△的棱镜片,镜底可向内或向外,如所谓盲眼有一定视力,则其为避免发生复视,该眼球必然向内(底向外时)或向外(底向内时)转动。此方法也称 Duane 试验。

(2) 嘱被鉴定人双眼注视前方某一目标,在健眼前置一 6△的棱镜片,底向上或向下,如被鉴定人诉称存在复视或者视力较单独以健眼注视时明显降低,则提示其存在伪盲。

(3) 在试镜架上,于健眼前额外放置一超过 +6.00Ds 的远视球面屈光镜片,所谓盲眼前仅额外放置一 —0.25Ds 的屈光度的近视球面屈光镜片,若仍能看清 5 m 远距离视力表上的较小视标,则提示其存在伪盲。这一方法也称为雾视法。

7. Jackson 试验

在试镜架上,将－5.00Dc 与＋5.00Dc 柱镜两轴重合放置于健眼前,因此时柱镜屈光度互相抵消,并不影响健眼视力。若此时开始转动其中某一柱镜,并逐渐使之与另一柱镜垂直,则必然影响健眼视物。此时若在不遮盖所谓盲眼的前提下再复查健眼视力,其视力较双眼同时注视并无明显降低的,提示其很可能存在伪盲。

8. 视野检查法

检查健眼的周边视野时,并不遵循常规遮盖所谓"盲眼",若所得到的健眼视野检查结果中鼻侧视野明显超过 60°,则应高度怀疑其存在伪盲。

9. 雾视近距阅读试验

在被鉴定人健眼前置一＋6.00Ds 屈光度的球镜,使成为人工近视,令其阅读眼前 17 cm 处的近视力表,在不知不觉中将视力表移远,如被鉴定人仍能读出,则表示为伪盲眼的视力。这一方法又名 Harlan 试验。

10. 红绿色试验

被鉴定人双眼配戴的试镜架的双眼镜框中分别插入红、绿两色镜片,令其阅读红字与绿字,若红、绿两色均能看出,则提示其所谓盲眼为伪盲。

11. 意识试验

遮盖被鉴定人健眼,并嘱其两臂半伸屈状,两手手指分开做接触运动,若被鉴定人不能使两手指接触,而在去除遮盖后则能自如接触的,提示其所谓盲眼高度疑似伪盲。

12. "跟随"试验

遮盖被鉴定人健眼,并嘱其向前伸出左手,让"盲眼"注视左手手指,移动左手,如"盲眼"不随手动而转动则提示其存在伪盲可能。这一方法又名 Schmide-Rimpler 试验。

二、伪装视力降低的检验

伪装视力降低即行为视力检查结果与实际视力不相符合,被鉴定人存在夸大视力下降(但未达无光感)程度的情况。此种情况较伪盲的检验可能更为复杂,需要鉴定人结合具体情况,灵活采取对策。

（一）伪装双眼视力降低的检验

1. 变换测试距离法

被鉴定人所能看清的视标的大小,与检查距离有关。如遮盖健眼,在 5 m 处检查时仅能看到 0.2 行视标,然后令其走近视力表缩短检查距离,若在 2.5 m 处仍只能看到 0.2 行视标,高度提示该眼存在伪装视力降低的情形。在实际鉴定中,可根据经换算后的最好视力确定为所检见的行为视力。此处推荐快速换算变化测试距离后的视力值评估表,如表 2-3 所示。

表 2-3　测试距离与视力的关系

5 米视力	距　离　(m)									
	10	9	8	7	6	5	4	3	2	1
0.7	0.3	0.4	0.4	0.5	0.6	0.7	0.9	1.2	1.5	2.0
0.6	0.3	0.3	0.4	0.4	0.5	0.6	0.6	1.0	1.5	2.0
0.5	0.2	0.3	0.3	0.3	0.4	0.5	0.6	1.0	1.5	2.0
0.4	0.2	0.2	0.2	0.2	0.3	0.4	0.5	0.6	1.0	1.5
0.3	0.1	0.1	0.1	0.2	0.2	0.3	0.4	0.5	0.7	1.2
0.2	0.1	0.1	0.1	0.1	0.2	0.2	0.2	0.3	0.5	1.0
0.1						0.1	0.2	0.2	0.3	0.5

2. 视野检查法

检查视野,在不同距离、用不同光标检查视野,若检查结果显示范围无显著变化或者其变化不符合相应规律(光标越小、越暗时,其视野范围越小;反之,光标越大、越亮,则视野范围越大),则提示其存在伪装视力降低。

采用微视野计检查的,可根据黄斑区视网膜视敏度推算视力水平。具体方法参见本书第六章"第一节　微视野检查技术"相关内容。

(二)伪装单眼视力降低的检验

1. 变换测试距离法

前述伪装双眼视力降低的相应检查方法同样适用于此种情形。

2. 视野检查法

前述伪装双眼视力降低的相应检查方法同样适用于此种情形。

3. 雾视法

双眼分别查视力后,将试镜架戴于被鉴定人眼前,在所谓健眼前放置一+6.0Ds 的球镜,在所谓视力降低眼前放置一-0.25Ds的球镜,如双眼同时注视,其视力较单独查所谓视力降低眼的视力好时,则该眼为伪装视力降低。

三、伪盲或伪装视力降低的鉴别

法医学鉴定实践中强调损伤基础,通常须明确外伤后所出现的视力障碍与损伤之间存在因果关系,否则通常会排除以该视力障碍作为鉴定依据,尤其在损伤程度鉴定中,更加强调这一原则。当然,并非所有不能确定原因的视力障碍必然与损伤之间毫无关联。鉴定人应具有全局和整体观念,而非禁锢于眼科检查的局限范围内,必要时应关注眼部以外的其他情况。

(一)癔症性视力障碍

癔症者存在精神因素,外眼及眼底检查结果均无明显异常,但可以主诉视力障碍,而视觉诱发电位检验结果可显示完全正常。检验时可观察被鉴定人的行为举止,若其改变与检见视力不相吻合,或者有一定视力尚可检查视野者检出向心性视野缩小甚或视野呈反常的螺旋形改变。若此时尚发现被鉴定人对视力障碍等疾病表现有明显的关切与忧虑,且检查过程中依从性良好,有问诊求治心理,应考虑其有癔症可能。癔症并非法医临床的鉴定范围,应邀请司法精神病学专家或者鉴定人会同检验、鉴定。

癔症性视力障碍虽然多与被鉴定人个体身心因素密切相关,且多在消除诱发因素后有可能自愈,但并非与损伤等外界因素毫无关联,实际鉴定时应予注意。

（二）皮质盲

眼球作为视器官虽然未直接遭受损伤,视觉通路也完整无损,但作为视觉高级中枢的大脑枕叶皮层纹状区视觉中枢若发生损伤或者病变,同样可以导致视觉的无法感知,称之为皮质盲。皮质盲者瞳孔对光反射存在,屈光间质与眼底均无异常,但调节、集合反射消失。当外物突然出现于眼前时,缺乏瞬目反射,也不知避让,视动性眼球震颤消失。

皮质盲多为枕叶严重损伤或者梗死造成。如对疑有双侧枕叶脑梗死的被鉴定人,可建议行 MRI 检查。皮质盲往往可引出视觉诱发电位波形,易造成误判,应结合脑电图检查结果综合判断。

（三）球后视神经炎

球后视神经炎在常规眼科检查及辅助检查中可能并无明显异常表现,但经反复检验其视力障碍却又确实存在。若被鉴定人主诉有眼球转动时感明显疼痛,伴有传入性瞳孔运动障碍（直接对光反射迟钝或者消失,而间接对光反射则无异常）,且视觉诱发电位检验结果出现异常,视野出现类似"哑铃形"暗点,应考虑此病可能。

第三章 眼部一般检查

一般说来,结构是功能的基础,要查明被鉴定人的真实视力状况及其因损伤所致的视觉功能下降程度,除进行视力、视野等视觉功能检验以外,还应高度关注眼部结构检查,以明确是否存在足以导致视觉功能损害的损伤基础,视觉功能损害程度与眼球结构损伤情况是否相吻合。检查时,通常按先右眼后左眼,以眼附属器、眼球前段、眼球后段检查的顺序进行检查。其中裂隙灯显微镜检查、眼底检查等需在暗室内进行。在必要时选择进行屈光、眼压、前房角、眼球运动、眼球突出度、双眼单视功能、泪道、眼影像、视觉电生理等有针对性的检查。

第一节 眼球结构检查

一、眼前段检查

眼前段包括结膜、角膜、巩膜、前房、虹膜、瞳孔、晶状体等结构。检查眼前段时,通常需要应用裂隙灯生物显微镜进行,必要时辅以聚光手电,有时还可选择角膜地形图、前段光相干断层扫描、超声生物显微镜等检查,必要时可行角膜前段照相固定检查结果。

　　手电检查时多采用斜照法。裂隙灯生物显微镜检查可使用直接焦点照明法,将灯光焦点与显微镜焦点联合对在一起,将光线照射在结膜、角膜、巩膜、前房、虹膜、瞳孔区,将焦点后移,可观察晶状体及前1/3玻璃体内的病变。

　　(一)角膜

　　应用裂隙灯生物显微镜观察角膜大小(直径)、弯曲度、透明度及表面是否光滑、透明。角膜急性损伤或病变时,应观察角膜表面是否存有异物、点状上皮剥脱、擦伤痕、水肿、溃疡、裂伤、角膜后沉着物(KP)等。角膜损伤或病变愈合后,可观察是否遗留角膜混浊、新生血管形成、角膜后沉着物(KP)等。按病变浸润的深浅,角膜混浊由轻至重一般可分为:角膜薄翳、斑翳、瘢痕。

　　若疑有角膜上皮缺损时,可用玻璃棒沾无菌的1%～2%荧光素钠液涂于下穹隆处,在绿色荧光下可观察角膜有无黄绿色染色,若染色为阳性的,提示角膜上皮有损伤。若需测定角膜弯曲度及屈光度,可行角膜地形图检查。若需检查角膜感觉时,可用消毒棉签捻出一条纤维,用其尖端从被鉴定人侧面移近并触及角膜,检查其有无瞬目反射,或两眼所需触力有无差异。

　　(二)巩膜

　　正常巩膜呈瓷白色或乳白色,表面光滑洁净,分布少许丝状血管。某些肝病导致胆红素代谢障碍时,可出现巩膜黄染。在疲劳、眼部炎症或遭受外伤后可出现充血、压痛。在某些眼部病变或外伤后可出现结节形成。

　　翼状胬肉是一种常见的眼病,系角膜鼻侧缘出现以巩膜为基底、尖端指向颞侧的三角形增生胬肉,胬肉底色较白,表面有新生血管并呈充血状,严重者三角形尖端接近瞳孔中央,早期多无明显症状,重者可影响角膜屈光状态。常双眼发病,且形态常相仿。

（三）前房

观察房水有无混浊、积血、积脓。当裂隙灯显微镜的光线调节至点状圆锥状时,因房水内有微量蛋白质凝聚团块,有时可在瞳孔区的黑色背景下见到少数漂浮的微粒,称为生理性房水闪辉。生理性房水闪辉一般并不易见到。如眼部炎症、包括外伤所致虹膜睫状体炎、外伤致虹膜挫伤少许出血时,因炎症、出血渗出蛋白、细胞增多并凝聚成团块,可以见到闪辉现象增多,称之为闪辉阳性,或 Tyndall 现象阳性(简称 Tyn+)。前房渗出可附着于角膜后面(KP)或晶状体前表面,有的可长时间不消退。

检查前房的深浅,简易方法可将手电灯光自颞侧角膜缘斜照在虹膜上,如鼻侧虹膜全部被照亮,为深前房;如鼻侧虹膜有阴影(仅被照亮少于 1 mm 的区域),为浅前房。

以裂隙灯生物显微镜观察时,可将光束照在颞侧角膜缘作光学切面,估计虹膜根部与最周边角膜后壁之间的距离(周边前房)与周边角膜厚度(cornea thickness,CT)之比。例如,虹膜根部与最周边角膜后壁之间的距离相当于一个周边角膜厚度则为 1 CT;例如,相当于 1/2 角膜厚度为 1/2 CT。

正常前房中央较深,周围略浅,我国成年人中央部前房深度约为 3.5 mm;前房深度随年龄增长而逐渐变浅。近视眼因眼轴长,其前房也相应略深,远视眼则相反。在闭角性青光眼、白内障过熟期、虹膜前粘连、虹膜膨隆时,前房变浅;在先天性大角膜、晶状体后脱位或无晶状体时,前房变深。

少数眼球因发育时永存瞳孔膜未完全吸收,可在晶状体前囊上见到色泽与虹膜一致的蛛丝状物,有时一端可漂浮于房水中。此为本身生理现象,应与虹膜外伤相鉴别。

前房积血时,可见积血上部呈一平面,水平面上常见红细胞漂浮,有的红细胞可沉着于角膜后面;严重者前房充满血性液体。检查时应记录积血平面占据前房的高度。

（四）虹膜

以裂隙灯显微镜观察虹膜的颜色、纹理、有无新生血管、色素脱落、萎缩、结节,有无与角膜或晶状体粘连,有无根部离断、虹膜缺损及虹膜震颤。

虹膜从结构上可分为:瞳孔缘虹膜色素皱边、虹膜基质浅层和虹膜基质深层。瞳孔缘虹膜色素皱边呈棕色串珠状,瞳孔缩小时更为明显。我国成年人虹膜含色素较多,基质浅层常呈均匀一致的海绵状;有些虹膜因色素稍少,表面可见明显的小梁结构。有时可在虹膜上见到散在的、大小不一、形状各异的色素堆。基质由棕色的纤维束组成,呈放射状排列。

炎症时虹膜血管充盈扩张,但我国成年人虹膜色素较丰富,故不易见到。

虹膜粘连分为前粘连与后粘连。虹膜前粘连即为虹膜（常为周边部虹膜）与角膜后面粘着,其分布位置不定。虹膜前粘连可致前房变浅或深浅不一。虹膜后粘连则为虹膜与晶状体前囊相互粘着,可阻滞房水循环。

在重症虹膜炎症、外伤或急性青光眼发作以后,可见虹膜萎缩,表现为虹膜色素上皮退化（色素脱落、转移）和基质萎缩（虹膜变薄变平）,有时伴新生血管形成。

眼外伤后,可出现虹膜根部离断、缺损或虹膜震颤现象,后者提示晶状体脱位或半脱位可能。

（五）瞳孔

可以裂隙灯显微镜或聚光手电观察两侧瞳孔是否圆形等大,位置是否居中,边缘是否整齐。正常瞳孔在暗室的直径为2~4 mm,随着年龄的增长,瞳孔逐渐变小。在明亮环境中,瞳孔收缩以调节进入眼内的光线量。在视近物时,瞳孔缩小;视远物时,瞳孔扩大。正常情况下,瞳孔变化为双眼联动。

检查瞳孔的对光反射:① 直接对光反射,在暗室内用聚光手电或裂隙灯生物显微镜光束照射受检眼,另一眼则严密遮盖,观察受检眼瞳孔有无迅速缩小的反应;② 间接对光反射,在暗室内用聚光手电或裂隙灯光照射受检的对侧眼,避免受检眼受到光照,观察受检眼瞳孔有无迅速缩小反应;③ 集合反射,嘱被检者注视 1 m 远的手指,然后迅速将手指移近至 15 cm 处,观察两眼瞳孔有无缩小。按照瞳孔收缩的速度与程度可将检验结果记录为:灵敏(＋＋),存在(＋),可疑存在(±),消失(－)。

相对性传入瞳孔阻滞(Marcus－Gunn 瞳孔)的检查:分别检查双眼瞳孔大小,然后检查者以手轮流遮盖被鉴定人一侧眼睛,数秒后观察未遮盖眼瞳孔大小,比较其变化。双瞳孔大小相等为阴性,大小不等为阳性,瞳孔大的一侧为病变侧。

（六）晶状体

可以裂隙灯显微镜观察有无晶状体混浊,混浊的部位和程度,有无晶状体脱位和半脱位。

晶状体粗略地分为晶状体核、皮质、晶状体囊及晶状体悬韧带。

白内障可分为多种类型,可通过形态观察尝试鉴别。分布在晶状体前囊或后囊、胚胎核或胎儿核的混浊多为先天性白内障。老年性白内障的特征则为前后囊下的混浊、皮质楔形或片状混浊或核混浊。外伤性白内障根据损伤性质、部位及程度的不同,其表现各有特点:局限性白内障常于晶状体囊膜(通常是前囊膜)下见团块状、环状或菊花状白色混浊斑;晶状体全混时可见其呈乳白色,严重的晶状体混浊将不再能通过直接检眼镜检见眼底。晶状体混浊时,可因皮质吸收水分,使其体积增大,推动虹膜向前房膨出,直至阻塞房角,导致继发性青光眼。晶状体密度增加的程度与视力下降的程度密切相关。

（七）眼压检查

当疑有外伤或者自身眼病导致眼压异常等情况时,需测定眼压。常用方法有以下几种。

1. 指压法

嘱被鉴定人两眼向下注视,检查者将两手指尖放在上睑皮肤面,两指交替轻压眼球,估计眼球硬度。记录 Tn 表示眼压正常,T+1、T+2、T+3 表示眼压增高及其大致程度,T-1、T-2、T-3 表示眼压降低及其大致程度。

2. Schiotz 眼压计

被鉴定人仰卧低枕,滴表面麻醉剂 1～2 次,每次检查时,应先在试板上试测,注意指针是否指零,并用 75% 酒精棉球擦拭底板待干。测量时,嘱被鉴定人举左手于双眼正上方,伸出食指作为注视目标,使角膜恰在水平正中位。检查者右手持眼压计,左手拇指及食指分开上下眼睑固定于眶缘上,不可加压眼球。先用 5.5 g 砝码,将眼压计底板垂直放在角膜中央,读指针刻度,如读数小于 3,需更换更重的砝码依次类推,由刻度读数表查得眼压的实际数值。

3. Goldmann 压平眼压计

Goldmann 压平眼压计是目前公认较好的一种检查方法,但由于操作比较费时,还不能完全代替 Schiotz 眼压计检查法。

4. 非接触眼压计

非接触眼压计是目前应用较多的一种检查方法,方便、快捷,尤其适用于大规模筛查。

二、眼后段检查

当调节裂隙灯生物显微镜的投射光轴与视轴的角度在 30°左右时,可观察到前段玻璃体,应用直接检眼镜或间接检眼镜、三面镜等,可检查玻璃体及眼底。

（一）玻璃体

假设检查眼与受检眼的屈光状态均为正常情况,可将直接检眼镜的镜片转盘拨到＋8.0～＋10.0Ds,距受检眼 10～20 cm,观察瞳孔区的反光颜色及有无黑影,如发现红色反光中的黑影,则请被鉴定人转动眼球,观察黑影是否移动,若移动,再观察其移动方向与眼球转动方向一致或相反。观察黑影的数量、形状,如团块状、棉絮状。眼球外伤后,可引起玻璃体渗出、出血以及支架组织的破坏,出现条索牵引。

（二）眼底

将直接检眼镜的转盘拨到"0"处,距受检眼 2 cm 处,将光束投入被鉴定人瞳孔区,然后拨动转盘并调节与受检眼的距离直到看清眼底为止。当被鉴定人注视正前方,检眼镜光源经瞳孔偏鼻侧 15°时可检查视盘。观察视盘（视乳头）大小、颜色、形状、边界是否清楚,视杯、视盘的比例是否正常。再沿血管走向观察视网膜周边部,最后请被鉴定人注视检眼镜灯光检查黄斑部。在此过程观察视网膜血管的管径粗细、颜色、动静脉比例、轴反射情况、有无搏动及交叉压迫征,视网膜有无脱离、裂孔、出血、渗出、色素沉着或脱失及其形状、数量及黄斑区色泽、中心凹光反射等情况。

正常视神经乳头略呈竖直椭圆形,淡红色（橘黄红色）,边界清楚,中央可见生理性凹陷,亦称视杯。若视乳头边界模糊、隆起,可考虑有颅内压增高所致视乳头水肿或视神经炎之可能；若视乳头呈苍白色，则代表视神经萎缩；视杯的垂直径超过视乳头的垂直径（PD）1/2，则可能为青光眼视杯。

视网膜中央动脉色鲜红，静脉色暗红，正常动静脉管径比例为2∶3，如比例减小至1∶2，则表明有动脉痉挛或硬化。

眼底改变的范围常用视乳头的直径（PD）表示，如黄斑区位于视乳头颞侧2PD稍偏下处。眼底模式图见彩图4。

第二节　眼附属器结构及其功能检查

一、眼睑、泪器及结膜的检查

（一）眼睑

在损伤早期，检查者应重点观察眼睑皮肤有无红、肿、表皮剥脱、皮下淤血、皮下气肿、皮肤或皮下异物，并记录损伤部位、范围及程度。观察有无眼睑皮肤哆开的皮肤创口或者缝合创，测量创口的长度，观察创口走行特征，有条件时尚需观察创口的深度、创口的边缘是否整齐、创口的形态是否规则、创角是否锐利、创壁与创底是否光整、创缘间是否存在组织间桥等。损伤早期仔细的观察、全面的记录对于推断致伤工具具有十分重要的意义。

损伤愈合以后，检查者应重点观察眼睑皮肤有无瘢痕形成、色素改变，眼睑有无缺损、内翻、外翻或其他畸形，两侧睑裂是否对称，睫毛排列方向是否正常，有无上睑下垂或者眼睑闭合不全。

若有上睑下垂，需测量双眼平视前方时睑裂的宽度并比较两侧差异，以及上睑缘遮盖瞳孔的程度（如记录为：左上睑缘遮盖瞳孔上缘下1mm），并检查提上睑肌肌力。对眼睑闭合不全者则应记录闭眼时残余睑裂的宽度以及闭眼时有无角膜暴露。

（二）泪器

1. 泪器外观

检查泪点的解剖位置、外观形状是否正常，上、下泪点有无外翻或闭塞。上眼睑外上方相当于泪囊区的部位有无红肿、压痛或瘘管形成，轻按泪囊区时有无分泌物自泪点溢出。

2. 泪道功能

在未受到外因刺激时泪液不由自主地自睑裂溢出，称为溢泪症。若存在溢泪，需检查泪道有无阻塞。常用的检查方法包括以下几种。

（1）荧光素钠试验

将 $1\%\sim2\%$ 荧光素钠液滴入受检眼结膜囊内，若 2 min 后擤出绿黄色的鼻涕，即表示泪道可以通过泪液。

（2）泪道冲洗

用带有平钝针头的小注射器向受检眼的下泪小点注入生理盐水，若被鉴定人诉有液体流入口、鼻或咽部，表示泪道可通过泪液；若注入生理盐水自下泪小点返流，说明下泪小管不畅或阻塞；若部分注入生理盐水可自上泪小点返流，说明鼻泪管不畅或阻塞。

（3）X线碘油泪囊造影或超声检查

可进一步了解泪道阻塞的部位、泪囊大小等，但此类检查开展尚不广泛。

3. 泪液分泌

若泪液分泌减少，则可行泪液分泌功能检查，常用的方法有以下两种。

（1）泪膜破裂时间测量

嘱被鉴定人将头部置于裂隙灯头架上，用钴蓝色滤光片观察；

在受检眼颞下方结膜囊内滴入 1% ~ 2% 荧光素钠液 1 滴或以沾有上述液体的棉签轻轻擦拭该处,请被鉴定人眨眼数次,使荧光素均匀分布在角膜上,再睁眼凝视前方,此后不得再眨眼,自睁眼凝视前方起即开始检查计时,观察至被鉴定人角膜表面的蓝色泪膜上出现第一个黑斑(也即泪膜缺损或称泪膜破裂)的时间,若泪膜破裂时间小于 10 s,通常表示泪膜不稳定,提示有"干眼症"或者泪液分泌异常的可能。

（2）Schirmer 试验

用一条 5 mm × 35 mm 的滤纸,将 1 端折叠 5 mm,置于下睑内侧 1/3 结膜囊内,2/3 悬于睑皮肤表面,请被鉴定人轻轻闭眼,5 min 后观察滤纸被泪液浸湿的长度。若检查前点了表麻药,此实验主要评价副泪腺的功能,短于 5 mm 为异常;若没点表麻药,主要评价泪腺功能,短于 10 mm 为异常。

（三）结膜

结膜分为球结膜、睑结膜和穹隆部结膜,应依次仔细观察。

在损伤早期,检查者需观察有无结膜挫伤或裂伤、有无结膜水肿或充血、有无球结膜下出血、有无异物存留等。眼部遭受拳击等钝性外力作用时,常见结膜充血和/或球结膜下出血。外伤后常见的结膜充血多为混合性充血,有别于结膜炎引起的单纯结膜充血和高眼压引起的睫状充血。球结膜下出血,常呈片状鲜红色,疆界清晰,多于 1 周左右完全吸收,对眼球结构或功能不至于遗留明显影响。但是,球结膜下出血有时是自发性的,可结合眼睑红肿和结膜充血情况加以鉴别。

损伤愈合以后,应检查结膜是否透明、光滑、有无充血、瘢痕、溃疡,有无睑球粘连,有无异物存留或分泌物潴积。鼻侧结膜有时可见呈三角形向瞳孔中央生长的胬肉,称为翼状胬肉,为病理性改变,与外伤无关,且多两侧病变程度相近。

二、眼外肌功能的检查

（一）眼外肌功能概述

双眼各有六条眼外肌,分别为外直肌、内直肌、上直肌、下直肌、上斜肌、下斜肌(图3-1)。

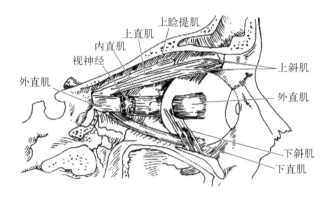

图3-1　从眶侧面看眼外肌

双侧眼球要完成协同动作、形成双眼视乃至良好的立体视觉,需要上述眼外肌的协调运动。上述眼外肌的生理功能有主要作用与次要作用之分,眼球往不同方向转动,不同眼外肌所起的作用各不相同,可以分为作用肌、拮抗肌、协同肌、配偶肌等。

表3-1显示了各眼外肌运动的主、次要作用。

表3-1　各眼外肌运动的作用

眼 外 肌	主 要 作 用	次 要 作 用
外直肌	外　转	无
内直肌	内　转	无

续　表

眼 外 肌	主要作用	次要作用
上直肌	上　转	内转,内旋
下直肌	下　转	内转,外旋
上斜肌	内　旋	下转,外转
下斜肌	外　旋	上转,外转

（二）眼球位置及运动

1. 眼 位

于眼前正前方 33 cm 处置一聚光手电,嘱被鉴定人双眼注视灯光,若观察到双眼角膜映光点位于瞳孔中央,则称为"第一眼位正"。若一侧角膜映光点未处于瞳孔中央,则应当注意:若映光点位于瞳孔外侧时,说明眼球内斜视;反之,为外斜视。当角膜映光点位于瞳孔边缘时,估计斜视角为 15°;当角膜映光点位于瞳孔边缘至角膜边缘中点时,估计斜视角为 30°;当角膜映光点接近角膜边缘时,估计斜视角为 45°。

交替遮盖试验:第一眼位正时,可遮挡被鉴定人一眼,嘱其以另一眼注视正前方 33 cm 外的聚光手电,然后迅速去除遮挡,观察被遮挡眼是否存在眼球自内向外或自外向内的运动。存在前种情况时,属隐内斜视;存在后种情况,则属隐外斜视。然后以同样方法检查另眼。

2. 眼球运动

检查眼球运动时,嘱被鉴定人向内侧(即鼻侧)、外侧(即颞侧)、上方、下方及内上方、内下方、外上方、外下方等八个方向注视,观察两眼球活动是否对称,眼球各方向转动有无障碍。单眼运动:眼球水平内转时,瞳孔内缘应达到上、下泪点连线;外转时,外侧角膜缘应达到外眦角。上转时角膜下缘与内外眦连线在同一水平;下转时角膜上缘与内外眦连线在同一水平。超过为肌力亢进,未达为肌力不足。眼球运动受限以内、外转受限较上、下转受限为多见。

3. 复视

此处复视系指双眼注视时的复视。检查时常用红玻(璃)片试验:在一眼前置一红色玻片,令其双眼注视0.67 m 或 1 m 远处正前方的聚光手电的灯光;然后将聚光手电分别置于内侧、外侧、内上方、外上方、内下方、外下方等方位,各测试点距中心点均约为20°视角;被鉴定人的头和脸必须保持正位,不得转动,只能转动眼球;若被鉴定人在某方位见到分离的一红色灯光和一白色灯光,则表示其在该方位存在复视。注意复视是呈垂直方向、水平方向或者斜行方向,在以下图表(图3-2)所示的哪一个位置复视距离最大,绘制出复视图。

出现虹膜根部离断时,单眼注视时也可引起复视。

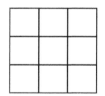

图 3-2 复视检查记录图
右眼:红镜片,记录为红点;左眼:未戴镜片,记录为蓝点

三、眼眶及眼球突出度的检查

（一）眼眶

观察两侧眼眶大小是否对称,有无眼眶塌陷,眶缘触诊有无骨质缺损、压痛或肿物,有无台阶感。

（二）眼球突出度

观察有无眼球震颤、搏动、眼球大小有无异常、有无眼球突出和内陷。检查眼球突出的方法有如下几种。

1. 目测法

让被鉴定人取坐位，头稍后仰，检查者站在被鉴定人背后，用双手食指同时提高被鉴定人上睑，从后上方向前下方看两眼突度是否对称。

2. Hertel 突眼计测量法

将突眼计的两端卡在被鉴定人眶外缘嘱其向前平视，从反光镜中读出两眼角膜顶点投影在标尺上的毫米数，记录眼球突出度。我国成年人眼球突出度正常平均值为 12～14 mm，两眼相差不应超过 2 mm。

第四章 眼球结构辅助检查

临床眼科近年来的飞速发展，很大程度上得益于诊断与治疗设备的不断开发与更新，许多临床眼科技术也被应用到法医学鉴定中来，为法医学鉴定技术的进步作出了重要的贡献。鉴于法医学鉴定的特殊性，鉴定人一般特别重视无创检查，同时在可能的前提下也更倾向于选择非接触性、非侵入性、使用便捷快速、无须过多依赖被鉴定人合作的检查技术。

第一节 光相干断层成像检查

一、概述

光相干断层扫描成像技术（optical coherence tomography，OCT）发展成熟并运用于临床医学仅有近二十年的历史，它利用弱相干光干涉仪的基本原理，检测人体器官组织不同深度层面对入射弱相干光的背向反射或几次散射信号，通过扫描，可得到器官组织二维或三维结构图像。目前 OCT 的探测深度可达数毫米至数厘米量级，分辨率则可以达到 $10\ \mu m$ 以下。

眼科 OCT 是一种无创伤性的检查法,它不像其他临床专业使用 OCT 时常必须通过一个手术切口将 OCT 仪的光学探头送达受检部位,眼器官本身有一条从角膜至眼底的光学通道,允许 OCT 仪的扫描光束直接作用于靶目标。因此,可以形象地比喻眼科 OCT 的应用相当于病理组织学中进行一次组织切片的光学显微镜检查;但是,它根本无须通过手术取得标本再进行检查,而可以在人眼上直接进行非接触式、非侵入性的扫描。

眼科 OCT 是一种无损伤性的检查法,因为扫描光是一种近红外光,较少受到屈光间质混浊的影响,且注视点和引导扫描光的亮度均很弱,不至于使被鉴定人感觉不适,所以眼科 OCT 对眼组织特别是视网膜不会造成伤害。

眼科 OCT 可在不扩瞳的条件下进行,整个检查过程一般仅需数十秒至数分钟,若检查者足够熟练、被鉴定人依从性佳的情况下,检查时间可以更短。

运用 OCT 技术可以显示眼前段或者眼后段的形态结构,在许多眼科疾病,尤其眼内疾病(特别是眼底疾病、视网膜疾病)的诊断方面,正起到越来越重要乃至难以替代的作用。

二、眼前段 OCT

眼前段 OCT 可清晰显示受检眼的角膜、前房、虹膜、前房角及晶体前表面等结构的形态特征,并对角膜厚度、前房深度、虹膜厚度、瞳孔大小、房角宽度及其面积进行精细测量。新型 OCT 仪分辨率更为增高,已被用于角膜厚度地形图、角膜断层扫描以及泪河检查。

在角膜瘢痕、闭角性青光眼、房角后退、晶体悬韧带损伤或断裂、虹膜睫状体损伤等眼病或者眼外伤者,前段 OCT 具有较大的应用价值。其与超声生物显微镜(UBM)相比,最大的优势在于检查时无须与眼表面有任何接触,因此在眼外伤的法医学鉴定中,眼前段 OCT 具有独特的优势。

　　图 4-1 显示的是正常眼球前段的 OCT 检查结果截屏图,图中显示了角膜(cornea)厚度、前房深度(anterior chamber depth)、瞳孔大小(pupil diameter)、前房面积(anterior chamber volume)的测量。

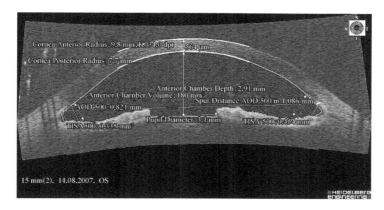

图 4-1　正常眼前段 OCT

　　图 4-2 显示的是受检眼虹膜穿通伤、局限性白内障的 OCT 图像。图中箭头所指处显示的是上述病灶。该病灶可能是由于该

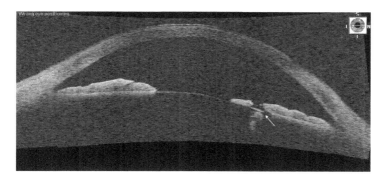

图 4-2　前段 OCT 显示虹膜穿通伤并局限性白内障

眼此前遭受细小异物穿通角膜、虹膜并停留于晶状体所形成。

三、眼后段 OCT

相较于眼前段，眼后段 OCT 的应用无论在临床眼科、还是在法医学鉴定，都更为普遍、广泛。

光束通过瞳孔传递入眼内聚焦于视网膜上，从前到后可鉴别的结构一般依次为玻璃体、视网膜、视网膜下液及脉络膜与巩膜，当然，其最重要的靶目标无疑是视网膜。可以说，OCT 是一种活体视网膜组织学检查，它可了解眼底的视乳头和黄斑区的组织学改变，可测量视网膜中神经纤维层的厚度，有助于鉴别视网膜中的水肿、出血和渗出等基本病变，还可显示视网膜各层和脉络膜中的病变。与组织学观察相比，OCT 检查结果具有良好的吻合性。

正常黄斑区 OCT 图像与组织学切片显微镜下所见的比较见彩图 5。当然，应该指出，OCT 仪收集信号所获得的只是不同组织对入射光的反射、散射信号的差异，图像中显示的色彩则是电脑经计算后生成的伪彩图，仅方便观察、辨别不同层次的结构而已。

视网膜分为神经上皮层与色素上皮层，神经上皮层又可以分为多层结构。图 4-3 显示了 OCT 扫描下正常眼底的视网膜分层结构及其与相邻组织的关系。图中，1 为后皮质玻璃体（posterior cortical vitreous），2 为前视网膜间隙（pre-retinal space），3 为神经纤维层（nerve fiber layer），4 为神经节细胞层（ganglion cell layer），5 为内丛状层（inner plexiform layer），6 为内核层（inner nuclear layer），7 为外丛状层（outer plexiform layer），8.1 为外核层（outer nuclear layer），8.2 为 Helen 纤维层（Helen's nerve fiber layer），9 为外界膜（external Limiting），10 为肌样体区（myoid Zone），11 为椭圆体区（ellipsoid zone），12 为光感受器外节（outer

segments of photoreceptors)，13 为交叉区（interdigitation zone），
14 为视网膜色素上皮层/Bruch's 膜复合体（RPE/Bruch's complex），
15 为脉络膜毛细血管（choriocapillaris），16 为脉络膜 Sattler 层
（Sattler's layer），17 为脉络膜 Hattler 层（Hattler's layer），18 为
脉络膜巩膜连接（choroid sclera junction）。

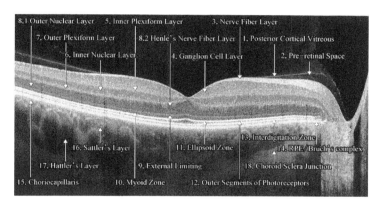

图 4-3　视网膜分层结构及其与相邻组织的关系

目前眼科 OCT 仪的分辨力为 5～10 μm，接近 1 个感光细胞
的大小，实验性 OCT 的分辨力已达 3 μm，明显高出超声波检查、
CT 和 MRI 检查法的检查结果。法医临床眼外伤鉴定实践表明，
很多眼外伤都有特征性图像。

黄斑裂孔眼的视力水平与视网膜神经上皮缺损的程度与范围
相关。黄斑裂孔的图像见彩图 6。其神经上皮层完全缺失，应属
穿透性（全层）黄斑裂孔。此类裂孔受检眼的视力往往较差，甚至
可低至 0.1 以下。

黄斑区神经上皮层与色素上皮层分离的 OCT 图像见彩图 7。
图中，左上角显示的是应用五线法横向扫描眼底（黄斑区）的示意
图；右上角四幅小图显示的是五线中四条绿色横线扫描所获得的

图像;下方大图显示的是五线中浅蓝色横线扫描所获得的图像。根据本图可以判断,该受检眼的中心视力应有相当损害。

OCT 扫描所见黄斑区病变图像见彩图 8。图中,左上角小图显示的是 OCT 扫描示意图;右上角显示的是黄斑区厚度及黄斑区病灶图。所显示的受检眼视网膜厚度(实际应为视网膜神经上皮层厚度)较正常眼明显降低;左下方两图为不同扫描方向所获得的黄斑区 OCT 图像;右下角三图为不同层次模拟眼底地形图。

利用 OCT 扫描视神经乳头,可以观察视神经乳头视网膜神经纤维层厚度(Retinal Nerve Fiber Layer,RNFL)的变化状况,对于判断有无视神经萎缩具有重要意义。彩图 9 显示了视神经乳头扫描及所观察到的视神经萎缩改变。图中,左侧显示的是右眼扫描结果,右侧显示的是左眼扫描结果;其中间的坐标图显示,左眼视网膜神经纤维层厚度在正常范围(背景中的绿色区域表示同龄正常人群的厚度,红色区域表示较正常人群有显著降低,两者之间的黄色区域表示属临界状态),右眼视网膜神经纤维层厚度则在较多方位均有明显降低。可以据此判断,该图显示的右眼视力水平应显著低下甚至可达盲目程度。

第二节　超声检查

一、概述

超声波是由粒子震荡而产生,其在眼部各种组织中传导速度不相同,以致在不同组织的交界面上形成反射,这种反射的重组成像是超声波探查的基本原理。眼科超声(ultrasonography)是利用超声波对眼球结构进行探查,利用回波了解眼内结构的检查方法。

超声探查的主要特点是无痛苦、无损伤、无侵入，可动态观察，便于定性研究，且方便易行。

眼科超声检查对于眼屈光间质混浊的受检眼，尤其具有重要的临床意义。对视网膜脱离或者疑有球内、眶内异物者，眼超声检查存在易操作、无损伤、可重复、可成像存档的优点，具有重要的诊断意义。

超声探查主要包括 A 型、B 型与超声生物显微镜（ultrasound biomicroscopy，UBM）等三种技术。A 型超声能准确测距，B 型超声能形象显示眼球，尤其眼后段结构图像，UBM 能形象显示眼前段结构图像，故目前 B 超与 UBM 的临床与法医学应用已越来越广泛。B 型超声扫描为二维显像，比较形象化，能显示出组织器官声学切面图像，提供病变的大小、范围、形态、性质、部位以及与周围组织的关系。

本节主要探讨眼科 B 型超声与 UBM 检查技术。

二、B 型超声操作方法与眼球图像

（一）正常眼球的探查

B 型超声探查采用探头频率为 5～10 mHz。被鉴定人保持仰卧位，眼睑闭合，尽量减少瞬目，并按医生的要求转动眼球。

B 型超声一般有两种探测技术，包括直接法与间接法。直接法是指探头直接置于受检眼的眼睑上，做轴向检查，再按时钟的方向做 8 点位检查；检查时探头轻轻置于眼睑上，不能加压。间接法是指在眼睑上放置水囊，将探头放置于水囊上检查。

探头置于眼睑中部，声束通过角膜、前房、瞳孔、晶体、玻璃体、球壁及球后软组织、视神经，从角膜的顶点穿过晶体中轴直达视神经的完整切面为超声检查的轴位图。轴向探查时，眼球的玻璃体表现为无反射的暗区,眼球后壁和眶内组织的回声光带则呈"W"形,可显示视神经的三角形暗区,眼底光带呈现规则的弧形。斜向探查时,显示玻璃体暗区,眼球壁和眼内组织的回声光带也呈规则的弧形,不能显示视神经暗区。

正常眼超声探查时可测得眼轴长一般为(23.9 ± 0.29)mm;晶状体厚 $4\sim5$ mm,直径 $9\sim10$ mm(图 4-4)。

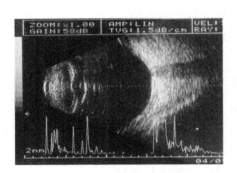

4-4 正常眼球 B 超轴向声像图

进行 B 超探查时应重点关注:① 玻璃体有无混浊,混浊范围、程度,是否与眼底光带相固着及其运动情况,有无视网膜脱离,脱离的确范围,视网膜脱离与玻璃体光带的关系;② 脉络膜厚度变化和范围,有无脱离和缺损,脱离的高度;③ 眼底光带有无钙化,巩膜有无裂伤及裂伤周围异常回声;④ 晶体有无脱位;⑤ 眼轴长度测量以及两眼眼轴长度的差距;⑥ 视神经和眼肌有无水肿增粗,眼眶内有无异常回声及其与肌肉圆锥和视神经的关系。

眼球行 B 超探查时,可行运动试验,即轴位探查,若玻璃体病变随眼球的运动而运动,即运动实验(+);若玻璃体病变不随眼球的运动而运动,即运动实验(一)。还可行后运动实验,即嘱患者眼球停止运动,若此时玻璃体病变继续运动,则为后运动试验(+);若玻璃体病变也随之停止运动,则为后运动试验(一)。

眼内膜状光带超声图像的鉴别可参考表 4-1。

表 4-1 眼内膜状光带超声图像的鉴别

病 种	形 状	回声强度	固着点	运动	后运动
视网膜脱离	带状,规则,光滑,凹面向前	100%	与视盘相连	轻	(—)
脉络膜脱离	带状,规则,光滑,多个,凸面向前	100%	眼赤道部之前	轻	(—)
玻璃体后脱离	带状,光滑,弧形	<100%	不定	显著	(+)
玻璃体机化膜	不规则,分叉状	<100%	无	显著	(+++)

（二）常见外伤与疾病眼球的探查

1. 高度近视

高度近视往往发生后巩膜葡萄肿,眼轴明显拉长,大于正常眼的眼轴长度(超过 25 mm),后巩膜葡萄肿的形态以锥形为多见(图 4-5)。

2. 玻璃体混浊

声像图特征是在玻璃体区域见到光点、光条或光索,随眼球活动而活跃地运动。玻璃体中量混浊时,视力多在 0.05～0.5 之间;大量混浊时,视力多明显下降至 0.1 以下(图 4-6)。

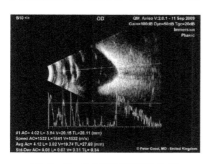

图 4-5 高度近视眼球 B 超轴向声像图

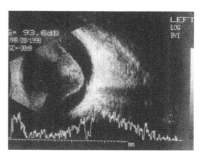

图 4-6 玻璃体混浊伴后脱离 B 超声像图

3. 视网膜脱离

声像图特征是白色条状光带,略有弯曲,有波浪感,与球壁一端相连或平行。视网膜全脱离时,光带呈 V、Y、T 形,视神经处因粘连致密不易脱离而形成唯一的支点。随眼球活动的后运动相对较差。视网膜脱离可致视力明显降低。笔者统计单纯视网膜脱离时视力多已降低至 0.05,累及后极部时视力降低则更差;以上特点可能与法医学眼损伤鉴定案例多系疗效不佳的患者有关(图 4-7)。

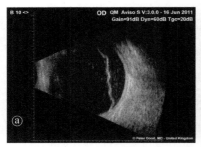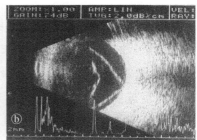

图 4-7　视网膜脱离 B 超声像图

4. 脉络膜脱离

声像图特征是较厚、较强、凸面向玻璃体腔的半圆形膜样回声,与球壁相连,后运动很差。脉络膜脱离时视力也会有显著受损(图 4-8)。

5. 眼内异物

B 超对眼内异物诊断并不逊于 X 线或 CT 检查,尤其对异物进行定位可能更佳。但其也存在容易遗漏细小异物或出现假阳性结果的缺点。

6. 玻璃体后脱离

声像图特征是带状弧形弯曲、回声较弱;与眼球壁关系不密切,随眼球活动的后运动最为明显。单纯玻璃体后脱离者对视力不会有太大影响。

7. 玻璃体积血

声像图特征为玻璃体腔内出现絮状、团块状的回声,随眼球活动的后运动少,可严重影响视力(图 4-9)。常需结合损伤病史做出判断。

8. 玻璃体机化膜

声像图特征系呈形状不规则的团块,随眼球运动的活动很少,呈"僵硬"状,可与球后壁粘连。遮盖黄斑区时,可严重影响视力。

9. 外伤性白内障

表现为晶状体增厚,伴有后囊增厚,回声增强,后囊回声光带延长并向后膨出,玻璃体腔内也可见与晶状体内弧形光带相延续的回声光带。

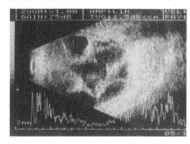

图 4-8　脉络膜脱离 B 超声像图　　**图 4-9　玻璃体积血 B 超声像图**

三、UBM 扫描图像

UBM 实际上也属于 B 型超声的范畴,其特点在于 UBM 具有更高的频谱,通常超过 40 mHz,与普通的眼科 B 型超声相比,虽然穿透性较差,但显像更为清晰,可以对组织结构进行细微观察,甚至获得类似低倍光学显微镜的图像。由于其具有上述特点,UBM 被应用于眼前段结构的检查,尤其在对房角(如房角后退、房角开放或关闭的鉴别)的观察、探查眼前段异物等方面,具有重要的意义。当然,由于 UBM 检查的接触性,在法医临床学鉴定中受到了一定的限制。

图 4-10～图 4-15 显示了多种眼科 UBM 声像图。

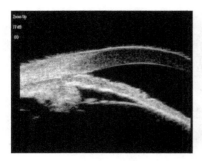

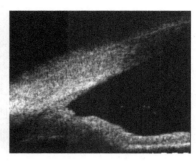

图 4-10　正常房角 UBM 声像图　图 4-11　房角后退 UBM 声像图(存在继发房角后退性青光眼的风险)

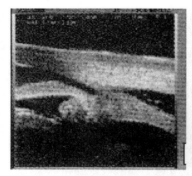

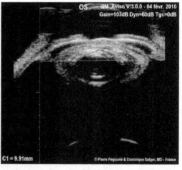

图 4-12　房角漏 UBM 声像图(存在持续低眼压的风险)　图 4-13　白内障 UBM 声像图

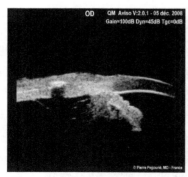

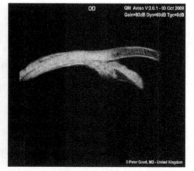

图 4-14　球壁异物 UBM 声像图　图 4-15　高褶虹膜 UBM 声像图(存在发生闭角性青光眼的风险)

第三节　其他眼球结构辅助检查

一、眼部(放射)医学影像学检查

眼外伤是由各种致伤因素直接或间接作用于眼部所引起眼的结构和功能的损害,通常分为机械性和非机械性损伤。

机械性眼损伤主要包括挫伤、穿通伤、异物伤;非机械性眼损伤包括热烧伤、化学伤、辐射伤和毒气伤等。损伤的部位可以发生于眼眶骨壁、眼球或眼的附属结构。在法医学鉴定实践中以机械性眼损伤居多。

法医学鉴定眼外伤多数是在伤者后期康复阶段或医疗终结以后,其目的在于认定损伤事实、判别损伤程度,分析伤病关系,主要手段是对伤者症状、体征及其所提供的影像资料和其他检查结果进行分析和判断。

各种因素造成的机械性眼损伤中,眼眶壁骨折、眼球及眼附属结构的损伤较多出现,熟悉骨性眼眶及眼球结构的影像表现是有利于准确判断伤情的基础条件之一。

（一）眼部(放射)医学影像学解剖

1. 眼眶

眼眶是呈四棱锥形的骨腔,其后端连接近似圆形的视神经管,眼眶窝内容纳眼球及其附属结构。眼眶由额骨、筛骨、泪骨、蝶骨、颧骨、腭骨和上颌骨构成,邻接鼻旁窦和颅前窝、颅中窝。眼眶主要由四壁围成。

（1）内侧壁

眼眶内侧壁呈矢状方向近乎垂直走行,为眼眶最薄弱的壁。

前部由上颌骨额突和泪骨构成,后部由筛骨纸板和蝶骨体构成,其中筛骨纸板组成内侧壁的最大部分。筛骨纸板菲薄,在眶部遭受钝性暴力打击造成眶内压增高时,容易造成凹陷性骨折,是眼眶爆裂性骨折的最常见类型。

(2) 底壁

眶底骨质很薄,大部分为上颌骨眶面,前外部为颧骨眶突,后内一小部为腭骨眶突构成,分隔眼眶和上颌窦。眶底壁相对薄弱,其骨折在眼眶爆裂性骨折中也不少见。

(3) 顶壁

眼眶顶壁即颅前窝底,前部由额骨的眶板构成,后部由蝶骨小翼构成。

(4) 外侧壁

眼眶外侧壁前部由额骨颧突与颧骨额突构成,其间有颧额缝连结;后部由蝶骨大翼构成,外侧壁是眼眶诸壁中最厚之处。

除上述四壁外,眼眶后壁大部分由蝶骨大翼构成,包含视神经管(孔)、眶上裂、眶下裂等重要结构。

(1) 视神经管(孔)

视神经管腔骨壁锐利完整长 5~7 mm,直径4~5 mm,由蝶骨小翼构成,内壁是蝶骨体,下和外壁是由蝶骨小翼根围成。其内有视神经和眼动脉通过,后者位于视神经下方。视神经管如图 4 - 16 所示。

(2) 眶上裂

又称蝶裂,居眼窝深部——眶尖,在视神经管外上方,位于蝶骨大翼和小翼之间的空隙。上缘为蝶骨小翼,下缘为蝶骨大翼。眼静脉,第Ⅲ、Ⅳ、Ⅵ脑神经以及第Ⅴ脑神经第一分支(眼支)经此裂进入中颅窝。

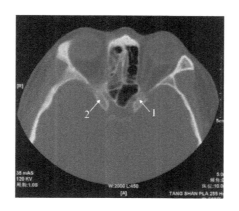

图 4 - 16 视神经管

箭头 1 所示为视神经管,箭头 2 所示为前床突结构

(3)眶下裂

又称蝶上颌裂,居眼眶外侧壁和眶底交界处,分开眼眶底壁与外侧壁。眶下裂是眼眶与翼腭窝、颞下窝之间的通道,其内有颧神经、眶下动脉及下眼静脉。眶下裂如图 4 - 17 所示。

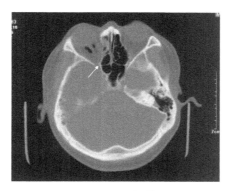

图 4 - 17 眶下裂(箭头)

2. 眼球

眼球壁有三层结构,内层视网膜含神经组织,中层色素膜,由

脉络膜、睫状体和虹膜组成,最外层纤维膜由巩膜和角膜组成。

眼球壁即为眼环,在 CT 图像上表现为均匀一致的中等密度环形影。眼环厚 2～4 mm,系由巩膜、脉络膜和视网膜组成,CT检查不能分辨这三层结构。

玻璃体:位于眼环之内,呈均匀的低密度影。

晶状体:位于玻璃体的前方,虹膜与睫状体之间,在 CT 横断面图像上呈双凸透镜状高密度影,在眼环赤道层面显示最清楚。

眼外肌:6 条眼外肌共同从眶尖围绕视神经的腱环前行附着于巩膜上,平行于眼球壁形成肌锥。分别为内、外、上、下直肌,内、外斜肌。其中上直肌最长,依次变短的是内、外和下直肌,内直肌最粗。横断面上显示内直肌与外直肌最佳,而上直肌与下直肌因其走行方向与扫描层面斜交,只能在数个相邻层面见到其一部分。冠状位可显示眼肌的横轴面像,对眼肌可以作出精确的定位。

眶内脂肪:习惯上将其分为锥内脂肪和锥外脂肪两个部分。锥内部分较大,由眼直肌与眼球后部构成;锥外部分于眼直肌与眶膜之间。

泪腺:位于眼眶前部之外上方,正好在额骨颧突之内面,于冠状面和横断面上显示清楚,呈卵圆形或豆状结构。在 CT 图像上密度均匀,大致与肌肉的相仿。

视神经:视神经由颅内段、管内段、眶内段和球后段,其中管内段最长。自球后极中央至眼锥中央,视神经位于眼眶中心部位,粗细均匀,全长 35～50 mm,眶内部分 20～30 mm,视神经管内长4～9 mm,颅内部分 3～6 mm,视神经横轴位直径 3～4 mm。在 CT上所见的视神经影像系由视神经及其周围的软脑膜,蛛网膜下腔以及硬脑膜组成。这三层结构是颅内相应结构的延续。

眼上静脉：在横泪腺图像上可识别。其起自于眼眶的前内部，向外走行在上直肌与提上睑肌复合体之下方，跨越视神经。在横轴位上最长显示的是眼上静脉之中部，直径 2.0～3.5 mm。

（二）眼部（放射）医学影像学检查

眼部的影像学检查方法主要有 X 线平片、CT 扫描、MRI。其中最常用的为 CT 扫描，本节予以重点介绍。

CT 检查是评价眼眶直接与间接损伤的可靠方法，尤其是高分辨率 CT 扫描及其图像重建技术的运用，不仅可以观察骨性眼眶骨折的范围和部位，同时也能判断眼球、视神经、眼外肌和球后脂肪的损伤情况，对眼眶内异物的检出，CT 扫描也较敏感且准确（尤其是金属类异物），是眶部损伤的首选检查方法。

扫描技术：常规横断面扫描以听眶线（RBL）为基线，自眶下壁至眶上壁连续水平位扫描，层厚 3 mm，层距 3 mm，部分被鉴定人可增加冠状面扫描及矢状面图像重建，并采用软组织窗和骨窗，以观察眼球软组织及眼眶骨质结构。

眼眶骨折单独发生称单纯性骨折，眼眶骨折作为颅颌面部骨折的一部分称为复合性骨折。

直接暴力所致眼眶骨折称直接骨折，多累及眶边缘，以突起的眼眶外缘和上缘多见，如同时有眼眶爆裂骨折则属混合型骨折。

眼眶内侧壁骨折：眼眶爆裂骨折常为钝伤所致。暴力撞击眼眶周围软组织使眶内压力增高，部分薄弱的眶壁膨胀断裂以释放压力。这类骨折主要发生于骨壁薄弱的眼眶内侧壁和/或底壁，因而通常是间接暴力作用所致。

眶内壁骨折在眼眶骨折中的发生率约占 70%，其中以内壁中部最多见。眼眶内侧壁骨折的 CT 表现为颜面部软组织增厚肿胀、筛骨纸板骨质连续性中断并成角凹陷、眼眶内积气、筛窦内积液(血)、内直肌肿胀、球后脂肪间隙模糊等。其中眶内积气与筛窦内积液(血)为眼眶内侧壁骨折的主要间接征象,并以眶内积气更为可靠(图4-18)。

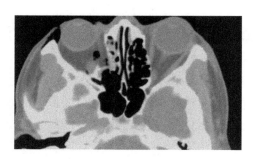

图4-18   CT横断面扫描显示右眼眶内侧壁骨折

眼眶底壁骨折是仅次于内壁骨折的类型。单纯眼眶底壁骨折而不合并上颌窦前壁骨折的也常为间接暴力所致。眼眶底壁在CT横断面扫描时与X射线呈平行方位,因而骨折易遗漏,在冠状面重组图像更易显示眼眶底壁(上颌窦顶壁)骨折征象,如眼眶底壁下陷、骨皮质连线中断及"底陷征"(也称"悬顶征")即骨折断裂处见碎骨片与眶内软组织影疝入上颌窦内(图4-19)。

眼眶顶壁为额骨延伸部位——眶板,外表呈弧线形的额骨能适当地分解外力压制,而外侧壁则是骨性眼眶壁中较厚实的部位,因而眼眶顶壁和外侧壁骨折为直接暴力所致,同时常伴有其他部位的颅面骨骨折。图4-20显示了眶顶壁骨折。

眼眶外侧壁骨折常并发额颧缝分裂(离)。在CT横断面扫描图像上,眼眶顶壁与X线呈平行方位,骨折线易于遗漏。薄层扫描图像和冠状面或矢状面层面有助于发现骨折线。额颧缝分裂(离)的判别主要依靠双侧比对,以避免由于CT扫描时被检者体

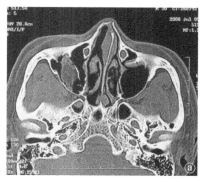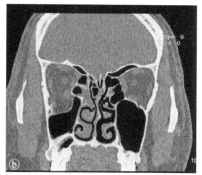

图 4 - 19　眼眶底壁骨折

（a）横断面扫描示眼眶底壁骨折"底陷征"；（b）冠状面重组图像示眼眶底壁骨折

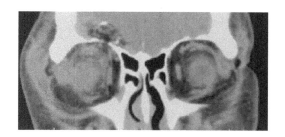

图 4 - 20　CT 冠状位扫描显示右眼眶顶壁骨折，眶内脂肪疝入颅内

位不对称而造成的假象。一般情况下颅缝宽度超过 1.5 mm 或两侧颅缝宽度相差 1 mm 以上，即可诊断颅缝分离。

　　视神经管骨折可以单独发生但较少见，多数伴有其他部位的颅面骨骨折。视神经管体积小，视神经在管内几乎无活动空间，视神经管骨折可引起视神经水肿、损伤，严重时可出现视神经断裂。CT 扫描为最佳检查方法，骨折多数位于视神经管内壁及内下壁，CT 横断面图像见视神经管内壁骨质中断，骨折小碎片向管内移位，视神经管狭窄，视神经受压，冠状面图像显示视神经管骨质中断和变形,眶尖积气、蝶窦及后组筛窦黏膜增厚。视神经下方有眼动脉伴行,偶尔可出现眼动脉血管壁的局部钙化需与碎骨片移位区别,血管壁钙化影多数呈现小颗粒状高密度影。

3. 眼眶壁骨折的损伤程度鉴定

由中华人民共和国最高人民法院、最高人民检察院、国家安全部、公安部、司法部发布的《人体损伤程度鉴定标准》自 2014 年 1 月 1 日实施以来,对部分条款的争议始终不休,有关眼损伤的条款中又以 5.2.3g)与 5.2.4f)两条为最(表 4-2)。

表 4-2 《人体损伤程度鉴定标准》关于眼眶骨折的规定

损伤程度	条款内容
重伤二级	5.2.2h) 一侧眼眶骨折致眼球内陷 0.5 cm 以上。
轻伤一级	5.2.3g) 两处以上不同眶壁骨折;一侧眶壁骨折致眼球内陷 0.2 cm 以上。
轻伤二级	5.2.4f) 眶壁骨折(单纯眶内壁骨折除外)。 5.4.4d) 斜视;复视。
轻微伤	5.2.5d) 眶内壁骨折。

眼眶骨折可以分为眶壁爆裂性骨折、眶缘骨折、眶顶骨折等类型。因眶内壁菲薄易受损伤,骨折后往往长期遗留骨质缺损,形似骨折线,而轻微的骨折并无明显的临床症状与体征,往往新旧难辨,争论不休,故在制定新的《人体损伤程度鉴定标准》时被排除在 5.2.4f)轻伤二级之外,规定"单纯眶内壁骨折"不属轻伤。但是,眶内壁骨折轻重不一,贸然将所有类型排除在轻伤之外并不符合标准的原意,应有所区别。

如上所述,眼眶是一个四棱锥,包括内、外、顶、底四壁。眶内壁是由筛骨眶板、泪骨与上颌骨额突组成的骨复合体。眶内壁与眶底壁移行区呈斜弧形,两者界限不清。眼眶后连管状的视神经管,是视神经入颅的通道,较为狭窄,一旦受损,易累及视神经造成严重后果。那么标准特别规定需排除在轻伤二级之外的"单纯眶内壁骨折"究竟如何确定其性质、范围呢?

标准的规定往往是笼统而原则的,常需要在实际应用中加以深刻理解乃至必要的解释。如前所述,新标准 5.2.4f)所要排除的应当仅为损伤轻微的、不遗留明显异常表现的眶内壁骨折。即如公安部刑事侦查局编著的《〈人体损伤程度鉴定标准〉释义》(刘成安,2013)所言,眶内壁骨折若预后较好,不遗留功能障碍者,属单纯眶内壁骨折。当然,较为严重的眶内壁骨折,如伴有眼球内陷、眼位异常、眼球运动障碍或复视等表现,并非新标准所要排除的类型。

据此笔者认为,鉴定实践中应当掌握以下原则。

(1)骨折若仅限于眶内壁范围,且不伴有其他伴随症状与体征,应依照 5.2.5d)之规定,鉴定为轻微伤。

(2)骨折若不仅限于眶内壁范围,而涉及与眶底壁的移行区,或者涉及后方的视神经管,不属于单纯眶内壁骨折,应依照 5.2.4f)之规定,鉴定为轻伤二级。

(3)骨折后遗眼球内陷,经眼球突出度测量双眼存在差异(如眼球突出度相差达0.1 cm),影响容貌的,不属于单纯眶内壁骨折,应依照 5.2.4f)之规定,鉴定为轻伤二级。若眼球内陷致突出度相差达 0.2 cm,则依照 5.2.3g)之规定,鉴定为轻伤一级。

(4)骨折后遗眼位异常、眼球运动障碍或复视等表现,不属于单纯眶内壁骨折,应依照5.2.4f)及 5.4.4d)之规定,鉴定为轻伤二级。

(5)双眼眶内壁骨折的,或者双眼眶内、外、顶、底八壁中任意两壁骨折的,均应依照5.2.3g)之规定,鉴定为轻伤一级。

二、眼底荧光素血管造影

(一)概述

眼底荧光素血管造影是眼科临床诊治眼底疾病的常用手段。在相当一段时间以来,该技术几乎是其他诊断技术无法取代的,故其重要性不言而喻。但因本检查常用的造影剂(荧光素钠)在部分被鉴定人可能引起过敏反应,有一定的风险,加之无创OCT的兴起,可在一定范围内取代造影技术,使得该技术的使用近年来有所减少。但是,在部分眼病,眼底造影仍具有其他技术无法取代的重要地位。

实施荧光血管造影检查前一般均需行皮肤过敏试验。过敏试验阴性且无闭角性青光眼可疑的被鉴定人,可在充分散瞳后行造影检查。

造影前一般先拍摄眼底(彩色)照片。标准的眼底造影应自注射造影剂开始计时,并连续拍照,尽量包括全部眼底。

(二)眼底荧光素血管造影结果的解读

在解读荧光血管造影结果时,应注意以下概念。

1. 荧光

眼底荧光血管造影时荧光素可吸收蓝色激发光,并释放出绿色光,此即荧光素所发出的荧光,属物理现象。

2. 脉络膜荧光

在荧光造影早期,脉络膜毛细血管很快充盈并融合成弥漫荧光,所形成背景荧光。

3. 强荧光(高荧光)

在眼底任何部位荧光强度增加均称为强荧光或高荧光,常见于以下几种情形：① 视网膜色素上皮缺损可使得脉络膜更易显露，形成所谓"窗样缺损"或称"透见荧光"；② 荧光素从血管内渗漏出来，形成渗漏性强荧光；③ 血管结构异常如新生血管、动脉瘤等病变均可表现为高荧光；④ 组织损伤或病变修复阶段均可使荧光素滞留，表现为高荧光。

4. 弱荧光（低荧光）

荧光强度异常减低，即称为弱荧光或低荧光，多见于以下几种情况：① 可能被不发荧光的结构遮挡，形成所谓荧光遮挡，常见的如出血或色素；② 血循环受阻，血管充盈缺损，如视网膜血管阻塞、毛细血管闭塞等可致无灌注，导致低荧光的出现；③ 其他情形，如眼底组织中积存某种吸收激发光的物质，使得循环的荧光素未能激发荧光。

5. 荧光素渗漏

在视网膜与脉络膜血管系统的荧光物质排空后，荧光逐渐减弱、消退，仍存在的任何荧光一般均为血管外的荧光，即为荧光素渗漏。能够导致视网膜屏障功能损害的眼底疾病，均可使眼底出现荧光素渗漏。

6. 臂-视网膜循环时间

荧光素注射入臂部静脉血管后，随血流经右心、随肺循环到左心，再通过动脉到达眼底，这段时间称为臂-视网膜循环时间。一般情况下，臂-视网膜循环时间为 10～15 s。若两眼时间相差在 1 s 以内均为正常。

（三）正常眼底荧光素血管造影的特点

正常眼底荧光素造影显像表现主要包括以下指标。

1. 视网膜动脉前期或脉络膜循环期

一般在注射造影剂 10 s 内即发生。荧光特征为成片状或地图状的脉络膜荧光。

2. 视网膜动脉期

一般在注射造影剂 10~15 s 内发生。荧光特征为眼底动脉显影,由于此时显示的是包括血管腔内中央血细胞及周围血浆,使得看起来血管管径较平常窥视眼底时略宽。

3. 视网膜动静脉期

造影剂自动脉经毛细血管回流至静脉,即进入视网膜动静脉期,静脉荧光在此期内逐渐减弱。

4. 晚期或后期

注射造影剂后 10 min,视网膜荧光明显减弱直至消失,只能看见脉络膜背景荧光和巩膜、视神经乳头边缘的一些残留荧光。

5. 黄斑拱环

静脉注射荧光素约 20 s,在正常的黄斑暗区,暗淡的脉络膜荧光衬托出中心凹旁的毛细血管网,呈现为拱环状结构。

第五章　视觉电生理检查

本章所称的视觉电生理是临床眼科学与视觉生理学的重要分支内容。临床上,视觉电生理主要用于评价视网膜与视神经的功能状况,为治疗前评估与治疗后效果观察、随访提供依据。在法医学鉴定实践中,司法鉴定人采用视觉电生理的原理与方法,评价被鉴定人视觉功能检验结果的可靠性,对最终鉴定意见的形成起到至关重要的辅助与支持作用。一言概之,法医学实践中的视觉电生理学是指以临床电生理学的检测方法,对视网膜至枕叶视中枢不同部位的相关神经电反应进行检查记录,客观测量人眼视觉功能的方法。

第一节　视觉诱发电位

一、视觉电生理概述

19世纪开始的对眼电位的探索,是在很简单的条件下进行的,只是用非极性电极,加一个电流计和固定动物的装置开始的实验而已。从在体的蛙眼到离体的蛙眼,可以看到光照下电流计有小的偏移,即发生了电反应。以后采用极灵敏的电流计对离体眼球摘除后时间的长短、光或热刺激及强度变化、脊椎或非脊椎动物等各种不同条件和类型做了比较。Gotch 于 1903 年用毛细管电流计终于观察到视网膜电图(electroretinogram,ERG)的波形细节,给予光刺激时,在角膜侧先有瞬间负电位再有正电位,用记纹鼓记录到"撤光"时又出现电位偏转。1924 年,Chaffee 等用热电子放大器可以分析 ERG 图形。20 世纪 30 年代,Granit 采用电子放大器,可以记录到很好的人眼 ERG 曲线。Groppel 于 1938 年采用直流耦合放大器,Bernherd 于 1940 年再加以具备摄影装置和时间标志的示波器,可以更好地观察 ERG 波形的各种变化规律。

在记录条件不断改进的同时,引导电极变革也是重要一环。20 世纪 30 年代前用细金属丝电极、棉芯电极等,Riggs 于 1941 年采用巩膜接触镜内附加一银质电极,开创了记录 ERG 诱导电位的新纪元。之后,Karpe 于 1945 年、Henkes 于 1951 年、Burian - Allen 于 1954 年不断改进和创制不同类型的接触镜电极,其原理与方法一直沿用至今,无疑是临床眼科与实验研究中的一大进步。

刺激范围、刺激效应直接关系到视觉神经生物电活动的表达。Riggs 于 1964 年改变接闪光刺激为黑白条纹的图形刺激,可抑制散射光的干扰,Spekreijse 于 1966 年、Cobb 和 Morton 以及 Armington 分别于 1967 年加以验证。以后发展为图形 ERG(pattern ERG,P - ERG)。另外一个重大的变革是 Gouras 等于 1970 年在 ERG 的刺激方法上使用了积分球式刺激器(Ganzfeld stimulator),从此基本取代了原来的闪光灯式刺激器。刺激条件的改良,从单纯闪光、单次到多次闪光、间歇到连续闪光、颜色改变、频率变换、刺激函数条件、图像表现等,使人们充分了解常规闪光 ERG 与图形 ERG 等各类电生理反应的区别,还有如加以荧光素注射或激光刺激等,更有助于发挥各自特有的优势。

视觉诱发电位(visual evoked potential,VEP)的发展可以大致划分为三个阶段。

(1)动物实验阶段

1857 年视觉诱发电位的开拓者 Canton 通过动物实验观察到间歇性闪光刺激可以在动物的枕叶皮层引出反应性电位变化;1890 年 Beck 用电极插入狗和兔的枕叶皮层,引出了动物对光的反应。

(2)人头皮记录阶段

1934 年 Adrian 在枕叶皮层上的皮肤电极记录到闪光刺激诱发的电位;1947 年 Dawson 将叠加技术应用于电生理记录;1950 年 Cobb 利用叠加技术,记录到 50 次高强度闪光刺激引出的平均生物电位反应;1958 年 Clark 设计了平均反应计算机,很快被应用于视觉诱发电位检查,获得了良好的波形。

(3)临床应用阶段

1960 年闪光 VEP 开始在临床应用;1967 年 Cobb 推出图形 VEP 技术;1972 年 Holliday 把图形 VEP 成功应用于临床。

计算机时代的到来,为视觉电生理检查带来极大的活力与便利。用微处理机控制,可以对信号进行多次采样与叠加,提高了信噪比,也可作数字滤波,伪迹剔除并消除小的接点电位等,同时对记录波进行数据处理。这样可更好地透视视觉生物电活动的各种成分及其在各种影响条件下的变化,并促使近十年发展起来的多焦视觉电生理技术得以实现,通过应用数字转换与计算机技术结合,提取成百个部位的局部反应作同时同条件下对比和描画所得出的三维功能图,实现客观再现视网膜不同区域生物电活动特点的目的。目前,视觉电生理检查无论在国际上还是在国内均被公认为是一种能够客观反映视网膜与视觉传导通路功能的技术,已广泛应用于临床眼科学与眼损伤的法医学鉴定。

迄今为止,法医临床学鉴定与研究实践中常用的视觉电生理技术包括传统与多焦两大类。传统类有视网膜电图、眼电图、视觉诱发电位;多焦类有多焦视网膜电图与多焦视觉诱发电位。本节以下内容主要阐述传统视觉诱发电位技术及其相关理论,多焦视觉诱发电位及其视网膜电图相关内容将在本章第五节另行介绍。

二、VEP 基础

人眼视网膜受到光或图像的刺激后,在视细胞内引起光化学和光电反应,产生电位改变,形成神经冲动,传递至双极细胞、神经节细胞,经视神经、视交叉、视束、外侧膝状体、视放射,终止于视皮层。视皮层位于大脑枕叶皮层的距状裂上、下唇和枕叶纹状区。这个过程可用电生理学方法记录下来。

VEP 是刺激视网膜时在大脑视皮层产生的生物电活动,可通过置于头皮相应位置的表面电极记录下来,反映视觉信息从视网膜到大脑皮层视觉中枢信号的传递过程,提供了对整个视通路功能的测试。研究表明,这种生物电主要产生于大脑皮层视觉中枢17 区。由于该区域主要是中心视野 10°以内的视网膜神经纤维在大脑皮层中枢的投射区,且黄斑中心凹的神经纤维最靠近头皮,因此视觉诱发电位应当属于黄斑中心部的诱发电位。

根据视觉刺激方式的不同,可将 VEP 分为不同的类型。按照刺激形式的不同,可以将 VEP 分为闪光 VEP(flash VEP,F - VEP)和图形 VEP(pattern VEP,P - VEP)两大类。其中,图形 VEP 根据刺激给予方式又分为图形翻转 VEP(pattern reversal visual evoked potential,PR - VEP)和图形给/撤 VEP(pattern

onset/offset visual evoked potential，ON/OFF - VEP）等。P -
VEP 和 F - VEP 在诊断视神经损害方面各有特点，P - VEP 能反
映黄斑形觉功能，对视力≥0.1 者能提供大量的视信息；F - VEP
反映光觉功能，能提供视路的传导信息。笔者在实践中发现，如能
同时进行 P - VEP 与 F - VEP 的检测，则能提供更多、更确切的有
关视功能信息的证据。

　　按刺激时间频率的不同，VEP 可分为瞬态视觉诱发电位
（transient visual evoked potential）与稳态视觉诱发电位（steady
state visual evoked potential）。按照刺激视野范围的不同，可以分
为全刺激野 VEP，半刺激野 VEP 与部分刺激野 VEP。

　　视皮层外侧纤维主要来自黄斑区，因此 VEP 所反映的实际上
主要是黄斑功能。VEP 异常可以发生在视通路的任何部位，例如
视网膜、视神经或大脑皮层。因而对单通道 VEP 的异常在解剖学
上是难以定位的，只有结合其他眼科检查，如 ERG、视野和神经系
统的医学影像检查等，才能达到准确定位。另需注意，在某些正常
人由于不配合固视、未有效矫正屈光不正或故意压抑思想（大脑胡
思乱想）也可能产生异常 VEP，而这些因素对 PR - VEP 影响尤其
明显，而对 ON/OFF - VEP 的影响相对较小，对 F - VEP 的影响
则最小。正是由于固视和配合欠佳会严重影响 VEP 结果的可靠
性，因此，操作者在检查时需密切关注被鉴定人的状态。但对比较
合作的被鉴定人，PR - VEP 结果比其他刺激方式在波形与潜伏期
上的变异要小，相对更显稳定。当被鉴定人视力≥0.1 时，一般可
首选 PR - VEP。ON/OFF - VEP 在伪盲、眼球震颤、婴幼儿中可
能更具意义。F - VEP 波幅较大，容易记录，但波形、潜伏期、波幅
的个体变异均较大，在视力低下者（如<0.1）、屈光因素限制或被
鉴定人注视不佳的情况下可考虑首选。

三、F-VEP

F-VEP是由一系列的闪光信号刺激视网膜,通过置于枕区头皮表面的电极记录到的神经生物电位变化。F-VEP波形包括5~7个正相波与负相波,个体间差异较大,潜伏期、波幅不稳定,其中最具有观察价值的成分为N1、P1、N2和P2等。F-VEP主要反应光觉功能,能够提供视觉通路的传导信息。实践中,F-VEP检查多用于:① 对P-VEP检查不能合作的被鉴定人,如全身麻醉、昏迷者或婴幼儿等;② 视力减退不能看清最大刺激图像或任何刺激图像不能诱发出VEP波形的被鉴定人;③ 检查的目的在于了解视通路是否完整,如视神经相关损伤或者手术后;④ 视力严重受损,估计P-VEP不能诱发有效反应的被鉴定人(通常视力<0.1)。

实施F-VEP检查时,通常采用发光二极管作为刺激光源,刺激亮度可选择$5\,cd/(s \cdot m^2)$,背景光亮度为$3\,cd/(s \cdot m^2)$,刺激频率可选择$2\,Hz$或$12\,Hz$,分别获得瞬态或稳态反应。作用电极置于枕骨粗隆上方$2\,cm$处,参考电极置于额部正中,地电极置于耳垂。安置电极前须用特制清洁膏去除该部位油脂,以妥善降低电阻、提高信噪比。电极安置后应常规测量皮肤电阻。嘱被鉴定人全身肌肉放松,注意力集中,瞳孔保持自然状态。F-VEP不存在视网膜上成像的问题,故检查时无需矫正视力。

临床研究的主要参数是P1波的潜伏期,即从刺激开始到引出P1反应波峰的时间间隔;而N1与P1之间峰谷电位差的大小,为P1的振幅(单位为μV),同样是重要的观察指标。

F-VEP是确诊视神经损伤的有效手段。损伤的视神经一般早期不发生视神经萎缩,常于伤后3周左右开始发生萎缩改变,此时可表现为 P1 波潜伏期延长和/或振幅下降,提示视觉通路异常。各实验室应当根据实际情况建立相应的正常值数据库。一般情况下,P1 波潜伏期显著延长达 30% 以上,提示视神经传导功能障碍;若反应完全消失,提示视神经传导通路切断;振幅显著下降达 50% 以上,提示神经轴索数量减少。因 F - VEP 在不同个体间差异巨大,实践中,应注意双眼对照,可以健眼作为评价伤眼的基准。

四、P - VEP

1. P - VEP 的波形特征与正常值

P - VEP 是通过图像的给撤或者翻转达到刺激视网膜的目的,目前经常使用的刺激图像形式为黑白棋盘格或者条栅格,通过电极记录视中枢的生物电活动。P - VEP 主要反应后极部及视路的功能,记录了从视网膜节细胞到视中枢间的生物电活动。由于视觉皮层对线条鲜明的轮廓以及轮廓的变换极其敏感,而对单纯的闪光刺激并不十分敏感,使用图形或棋盘格刺激更符合枕叶视皮层的生理特征,因此临床上通常使用棋盘格变换作为刺激。P - VEP 的波形主要表现为 N1(或 N75)、P1(或 P100)、N2(或 N145)的三相波(图 5 - 1),各波形的潜伏期反应视神经的传导情况。临床研究的主要参数是 P1 波潜伏期,由于正常情况 P1 波潜伏期接近 100 ms,故称 P100 波。临床上主要测量 P100 波的参数。P100 波的潜伏期是从刺激开始到反应波峰的时间,P100 波的振幅即峰谷电位高度,两者均是临床上常用的判断 P - VEP 变化的参数。

当前国内眼科临床上最常用的 VEP 技术是 PR - VEP,属瞬态反应,包括 75 ms 处的负向成分(N75),100 ms 处的正向高振幅成分(P100)和 135 ms 处的负向成分(P135)。其中,N75 起源于 Brodmman 17 区;N135 起源于 Brodmman 18 区;P100 以后的成

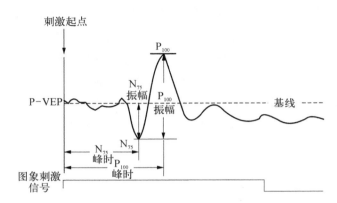

图 5 - 1　P - VEP 波形示意图

分起源于 Brodmman 17 区的第五层以上及 Brodmman 18 区、19 区。目前,PR - VEP 在法医临床学司法鉴定实践中也比较常用,运用该技术在视力评估与推断上取得了一系列研究成果。

据司法部司法鉴定科学技术研究所在对一组平均年龄为 35 周岁的正常成年人进行 PR - VEP 实验研究中,所有能引出分化良好波形的 P100 波潜伏期均值为 (104.5 ± 6.5) ms,P100 波振幅的均值为 $(12.70 \pm 4.78)\mu V$。

2. P - VEP 波形的分析

在进行 P - VEP 波形的分析时,还有几个基本概念有必要厘清。

(1) 空间频率

在 P - VEP 的记录技术中,应用空间频率这个物理学概念来表示受刺激眼对张角中所呈方波或正弦变化图像(如光栅的条纹或者方格)的周数,单位是周/度(circle per degree, cpd)。1cpd 是指在 1°视张角中含有一明一暗的图像,在规定距离内刺激屏幕上图像周数越多,空间频率就越高,所对应的图像实际上也越小。

（2）最佳空间频率

在视觉诱发电位中,人类的视觉系统在频域分析中具有自己特有的空间频率调制特性,它对不同空间频率的刺激有着不同的振幅和峰时反应,在这些不同空间频率下记录到的 P-VEP 中,有一个能引起最大反应的空间频率,称最佳空间频率。

（3）时间频率

时间频率表示单位时间内对眼的刺激次数。一般采用翻转频率来表示刺激与反应的时间关系,其单位是赫兹(Hz)。1 Hz 的翻转频率表示 1 s 时间内明与暗图像交替刺激一次,引出两个独立的反应。

（4）最佳时间频率

与空间频率一样,不同的时间频率记录到的 P-VEP 反应有不同,其中能引起最大反应的时间频率称为最佳时间频率。

3. P-VEP 的记录技术

采用 EEG 盘状电极,记录电极置于枕骨粗隆上方约 2.5 cm 处,参考电极置于前额正中,地电极置于耳垂。记录系统的带通为 0.2~1.0 Hz 至 200~300 Hz,分析时间 250 ms,叠加次数 100 次,刺激野＞20°,对比度＞70％,平均亮度接近 30 cd/m² ,翻转间隔时间 0.5s。

方格视角计算公式分为两种情形：① ＜1°视角时,B＝(3450×W)/D。式中 B 为视角,单位"分",W 为刺激图像格子的宽度,单位"mm",D 为格子到角膜的距离,单位"mm"；② ＞1°视角时,B＝(57.3×W)/D。

空间频率计算公式：F＝60/1.4W。式中 F 为"周/度",W 是图形宽度,单位"分"。

对比度计算公式：C＝(L_x＋L_m)×100,式中 C 为对比度,L_x 为最大亮度,L_m 为最小亮度。

平均亮度：取刺激屏中心与周边几个位置亮度的平均值。

4. P-VEP 的结果判定

Wanger 就正常 P-VEP 的判断技术检查视功能提出三条标准：① 两眼 VEP 振幅之差小于 30%；② 同时刺激双眼引出的 VEP 振幅比刺激单眼者增高 25%以上；③ 两眼潜伏期之差小于5 ms。

笔者总结司法鉴定科学技术研究所近年实验研究结果，提出如下 P-VEP 判定标准：① 在可能的情况下，均须采用双眼对照比较的方法进行判定，正常参考均值仅供无法双眼对比的情况下作为参考。② 轻度异常。P100 波潜伏期较健眼延迟 10%以上，和/或振幅下降 30%以上。③ 显著异常。P100 波潜伏期较健眼延迟 30%以上，和/或振幅下降 50%以上。

P100 潜伏期的异常主要表现为：① P100 绝对潜伏期延长：P100 绝对潜伏期延长是 P-VEP 异常可靠而又敏感的指标。它指示视觉径路的传导障碍，最常见的是外伤眼视神经髓鞘受损，使神经冲动的传导由郎飞结间的跳跃式的传递，变为爬行式的传导，因而使传导减慢，造成 P100 潜伏期延长。但受损髓鞘的病理改变只能解释 20~30 ms 的潜伏期延迟，P100 延迟的另一原因是直径较粗的、传导快的神经纤维的功能异常。② 两眼间 P100 潜伏期差值增大：即使两眼分别刺激得到的 P100 潜伏期均在正常范围之内，但两眼 P100 潜伏期的差值过大，也指示潜伏期长的那一侧视觉通路有传导异常。多数实验室使用的正常两眼 P100 差值的上限是 8~10 ms。此指标不但可靠，而且敏感。③ N75 潜伏期延长：N75 的绝对潜伏期延长常与 P100 潜伏期延长合并存在，常提示有传导异常。但仅 N75 潜伏期延长则意义很小。

据司法部司法鉴定科学技术研究所一组实验研究表明，被鉴定人的视力水平与 PR-VEP 的最佳刺激视角、阈刺激视角均密切相关(表 5-1)。其中"最佳刺激"是指能够引出最大反应的刺激图像所对应的视角,而"阈刺激"是指能够引出完整波形反应的最小刺激图像所对应的视角。

表 5-1 PR-VEP 与受检眼视力水平(小数视力)

刺激视角	最佳刺激所对应的视力	阈刺激所对应的视力
1°	0.39±0.12	/
30′	0.60±0.13	0.30±0.10
15′	0.76±0.18	0.58±0.16
7.5′	0.89±0.23	0.75±0.19
3.75′	1.20±0.24	0.99±0.26

但应注意,运用 PR-VEP 仅可对视力进行大致推断与估算,在各实验室、各种类型眼损伤、甚至不同的年龄组,均可能有所区别。本研究所曾发现,对于黄斑裂孔眼,其视力水平可能已经极度低下(如<0.1),但仍可引出较为良好的 PR-VEP 反应,该结果可以被认为属假阴性;对于视神经挫伤,其视力水平可能仍较高(如>0.1),但已经难以引出正常的 PR-VEP 波形,则可以被认为是假阳性结果。这些现象值得关注。

目前市场上常用视觉电生理仪预设的 PR-VEP 程序,通常选择 1°与 15′等两种视角的刺激图像(图 5-2)。

五、图像扫描 VEP

图像扫描 VEP 即 SP-VEP(sweep pattern VEP),是通过条形光栅刺激视网膜,在枕叶视中枢记录到的反应视功能的生物电活动,属稳态 VEP。无论在眼科学界还是法医临床学界,SP-VEP 均是公认的可以客观、有效评定视力水平的视觉电生理方法。Fahad

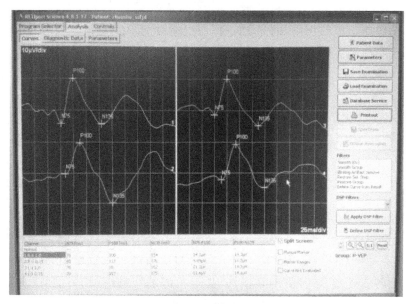

图 5 - 2　罗兰电生理仪显示双眼 PR - VEP 检验结果

左侧图像为右眼，右侧图像为左眼；两图中上、下方曲线分别显示 1°、15′视角刺激图像引出的 PR - VEP 波形

等研究了电极位置、时间频率、扫描方向、固视、空间频率及扫描时间对成年人 SP - VEP 视力和对比度阈值的影响，结果显示，固视视标和空间频率对 SP - VEP 视力及对比度阈值的影响较为明显。目前国内使用较为普及的德国罗兰视觉电生理系统可以记录不同对比度下的 SP - VEP，经计算后可以提供电生理视力值（图 5 - 3）。

　　SP - VEP 反应由一系列波峰和波谷组成，一般不宜直接用来评估视力，而是通过峰振幅外推至 0 反应振幅处获得高频截止点，即通过建立不同空间频率- SP - VEP 振幅曲线及回归方程的方法推测视力，此方法又称为"外推法"。外推法的关键在于确定阈值振幅的位置。司法部司法鉴定科学技术研究所在一项实验研究中

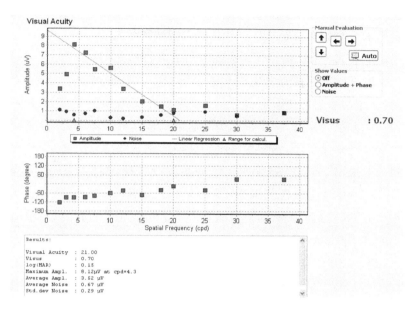

图 5 - 3　SP - VEP 推算电生理视力

对 SP - VEP 与被鉴定人视力水平的相关性进行了比较研究,实验结果令人满意,具体见表 5 - 3。

表 5 - 3　正视眼和低、中度近视眼视力与 SP - VEP 视力($\bar{x}\pm s$)

正 视 组		低度近视组		中度近视组	
视力表视力	SP - VEP 视力	视力表视力	SP - VEP 视力	视力表视力	SP - VEP 视力
1.08± 0.17	0.92± 0.15	0.98± 0.21	0.89± 0.29	0.86± 0.27	0.81± 0.32

由上表可知,SP - VEP 视力与被鉴定人视力表视力有着较好的相关性。进一步研究发现,在小数视力高于 0.5 的受检眼,由计

算机计算获得的高频截止点 SP‒VEP 视力通常略低,而在小数视力低于 0.5 的受检眼,SP‒VEP 视力则通常略高。

以下为一组 SP‒VEP 实际检测结果(图 5‒4)。

以下以罗兰视觉电生理检查系统(Roland,德国罗兰公司)为例,介绍司法部司法鉴定科学技术研究所在实施 SP‒VEP 检查时的具体方法,各实验室可根据情况适当调整。刺激屏幕为 21 英寸的高分辨率显示器,图形为垂直条栅扫描刺激图像。SP‒VEP 检测一般采用 11 个空间频率的条栅图连续扫描,空间频率范围为 2~25 cpd,对应视角范围为 $15'$~$1.2'$(0.5 cpd$=60'$)。每一空间频率分别翻转叠加 30 次。被鉴定人坐于刺激屏正前方,双眼距离刺激屏 100 cm,双眼高度平齐刺激屏中间水平,刺激野视角为 $14.06° \times 10.47°$。图像扫描的时间频率为 10 Hz,放大器带宽 2.0~30 Hz。采用金盘电极,参照国际临床视觉电生理协会标准(ISCEV)将记录电极置于 Oz 位,参考电极置于 Fz 位,地电极置于一侧乳突处,电极间阻抗≤10 kΩ(应尽可能控制在≤5 kΩ),记录被鉴定人的 SP‒VEP 波。在暗室检查,自然瞳孔,采用单眼刺激方法,可以双眼交替进行以缓解视疲劳,根据需要分别记录 SP‒VEP 反应。计算机软件经离散傅立叶分析获得振幅‒空间频率曲线,并自动外推出不同对比度下的 SP‒VEP 视力。所获得的 SP‒VEP 视力值采取 LogMAR 视力表示方法。

SP‒VEP 由 PR‒VEP 发展而来,日益进步的计算机软件支持,可将用于检测的图形预先编程,一次性快速获得受检眼的稳态 VEP 波形,根据输入的实验参数由计算机自动提供计算结果。两者比较,SP‒VEP 有效地克服了 PR‒VEP 检查费时的缺点,合理设计的程序可节省检测时间,降低对被鉴定人配合的依赖程度,也减少了受检眼的疲劳对实验结果可能带来的影响。

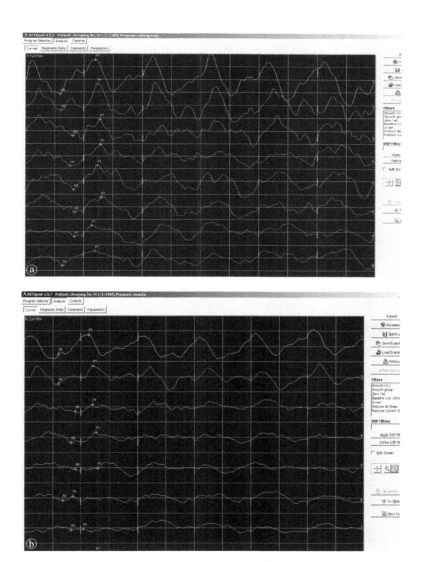

图 5 - 4　一组 SP - VEP 实际检测结果

（a）被鉴定人右眼视力良好，各视角刺激图像均能引出较为完好的波形；（b）被鉴定人左眼视力低下，仅有大视角的刺激图像才能引出较为完好的波形

第二节　视网膜电图

一、概述

视网膜受到迅速改变的光刺激后,从感光上皮到双极细胞及无足细胞等能产生一系列生物电反应。视网膜电图(ERG)就是这些不同细胞生物电活动的综合电位反应,它代表了光感受器细胞到无长突细胞的视网膜各层的综合电活动。在一定的刺激条件下,正常 ERG 波包括 a 波、b 波、c 波、d 波、e 波和 M 波、振荡电位,以及在 a 波之前、潜伏期极短的早期感受器电位等成分。起初,人们只能检测到 a 波和 b 波成分,后经过对设备装置的改进,才陆续记录到了新的 ERG 成分,如 x 波、OPs 波等。a 波主要反映视网膜光感受器的电位变化,且是一个向下的负向波;b 波是跟随 a 波之后迅速上升的一个高大的正向波,起源于内核层的双极细胞或 Müller 细胞;c 波是继 b 波之后缓慢上升的另一个正向波,起源于视网膜色素上皮层。早期感受器电位是一个快速形成、瞬间消失的波形,几乎在闪光刺激后立即可以记录到(几乎没有潜伏期),起源于光感受器外节的感光色素的漂白。振荡电位是强光刺激后叠加在 ERG b 波上升支上的一系列振荡子波,它的频率高、振幅低。正常 ERG 有赖于视网膜色素上皮细胞、光感受器、外网状层、双极细胞层、水平细胞、无长突细胞、Müller 细胞及视网膜脉络膜血循环等的正常功能。这些因素中的一种或多种受累都可导致 ERG 异常,所以 ERG 主要反映视网膜外层的情况。

国际临床视觉电生理协会(International Society for Clinical Electrophysiology of Vision,ISCEV)规定的常规 ERG 检查项目

包括暗适应 0.01ERG（视杆细胞反应）、暗适应 3.0ERG（最大混合反应）、暗适应 3.0 振荡电位反应、明适应 3.0ERG（视锥细胞反应）和明适应 3.0 闪烁（30 Hz 闪烁）。另外，暗适应状态下的10.0ERG或 30.0ERG 反应也被推荐使用（图 5-5）。

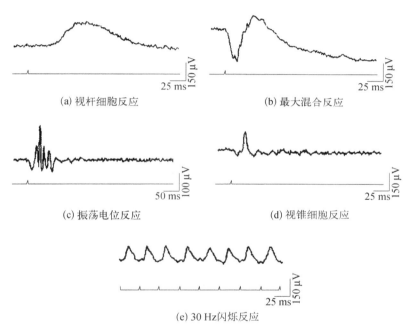

(a) 视杆细胞反应　　　　　　(b) 最大混合反应

(c) 振荡电位反应　　　　　　(d) 视锥细胞反应

(e) 30 Hz闪烁反应

图 5-5　ISCEV 规定的 ERG 检查项目结果模式图

视杆细胞反应主要反应视杆细胞功能，一般 a 波很小或记录不到，而 b 波较大，峰时在 80～90 ms 左右出现，振幅 200～250 μV，因此临床上主要观察 b 波形态、峰时和振幅的异常程度作为诊断的客观依据。最大混合反应反映的是视杆细胞和视锥细胞的功能，a 波振幅 300～350 μV，峰时 20～30 ms，而 b 波振幅约600 μV，峰时 40～50 ms，临床上主要观察 a 波和 b 波的形态、振幅和峰时以及 b/a 比值,作为诊断光感受器细胞的功能。暗适应 3.0 振荡电位反应由一系列低频、快节律的小波组成,其中 OS2 和 OS3 是能够稳定引出的高振幅小波。视锥细胞反应主要反映视锥细胞的功能,a 波振幅较小,约 70 μV,峰时约 20 ms,b 波振幅约 300 μV,峰时约 70 ms。30 Hz 闪烁光反应反映的是外周视锥细胞功能,其波形是一系列均匀排列的正弦波,正波 P1 振幅约 170 μV,是主要的观察指标。推荐使用的暗适应 10.0ERG 或 30.0ERG 是增大了闪光强度的最大混合反应,主要适用于白内障及屈光间质混浊的患者,通过观察 a 波和 b 波振幅和峰时的异常程度来判断内层视网膜功能。

根据测试条件的不同,ERG 有多种分类方法。根据刺激光的不同形式,ERG 分为闪光 ERG、图形 ERG 以及给/撤反应 ERG。根据光适应状态,ERG 分为暗适应 ERG(dark adaptation ERG)和明适应 ERG(light adaptation ERG)。根据刺激范围的不同,分为全视野 ERG(Full-field ERG)、局部 ERG(focal ERG)和多焦 ERG(Multi-focal ERG)。此外,根据刺激光颜色的不同,ERG 分为白光 ERG、红光 ERG 和蓝光 ERG 等。

近年来,随着计算机软件和眼科设备的进一步完善,多焦 ERG 技术逐渐被广泛应用到临床眼科学及相关领域中,在及早发现、诊断黄斑病变及其他视网膜疾病中具有很大的优势。本节主要就对传统 ERG 技术进行阐述,关于多焦 ERG 将本章第五节进行详细介绍。

二、闪光 ERG

闪光 ERG 即 F-ERG(flash electroretinogram),是由单次或多次闪光刺激视网膜,前一个闪光刺激产生的反应波与后一个反应波相互融合,随着闪烁频率的增加,融合反应逐步趋于稳定,最终形成如正弦波式样的波形,即 F-ERG 是一种稳态反应。其波形主要由一个负相的 a 波和一个正相的 b 波以及叠加在 b 波上面的 OPs 波组成。a 波主要由光感受器电位构成,b 波是继 a 波之后的一个正相波,起源于视网膜双极细胞层和 Müller 细胞,其对外界因素比较敏感,如缺氧、温度变化和中毒等,可作为评价视网膜功能的客观指标之一。

对脊椎动物和人,当用高强度的光刺激视网膜时,可以记录到叠加在 b 波上的一组低频、有节律的小波,称之为振荡电位(oscillatory potentials,OPs)波。按各小波出现的顺序先后,分别称为 OS1、OS2、OS3 和 OS4 等,脊椎动物可以记录到 3～6 个小波。关于 OPs 波的起源目前尚没有准确定位,但内层视网膜细胞如无长突细胞、双极细胞等对 OPs 的发生起到了重要的作用,不同药物敏感性的研究支持 OPs 各小波起源于不同的神经元。在糖尿病视网膜病变及其他视网膜血管性疾病等视网膜病变时,OPs 波发生改变,可以作为评估视网膜血循环状况的指标。国内学者谢晶等发现,大鼠视网膜变性以后,视网膜电图 OPs 的频域幅值中度降低,高频成分缺失。Garner 等发现,大鼠甲醇中毒以后,OPs 反应的潜伏期出现非选择性延迟、振幅呈现不同程度的下降。国内学者刘冬梅等的研究发现,大鼠甲醇中毒后视网膜 OPs 的总振幅下降了约 50%,且随着中毒时间的延长,OPs 的总振幅并没有得到恢复,提示甲醇中毒以后大鼠的内层视网膜功能确实发生了一定程度的下降,且随着中毒时间的延长,并没有改善。这与陈捷敏的研究成果基本一致。目前国内关于 OPs 的研究比较少,有待于进一步的探索、研究。

F－ERG 的检查须采用积分球式刺激器刺激。记录电极使用角膜接触镜电极,参考电极安放在同侧眼眶缘颞侧皮肤上,接地电极放在前额正中或耳垂上。检查前充分散大瞳孔,然后暗适应至少 20 分钟,应在暗红光下放置电极。

F－ERG 可在两种状态下记录。

（1）暗适应状态

记录视杆细胞反应（rod response）、最大混合反应（maximal combined response）和振荡电位（OPs）。视杆细胞反应：低于白色 SF2.5log 单位的弱光刺激反应。最大混合反应：由 SF 刺激产生,为视网膜锥体和杆体综合反应。振荡电位：由 SF 刺激获得,但低频截止点放在 75～100 Hz,高频截止点选择300 Hz,刺激间隔 15 秒,取第 2 个以上的反应。

（2）明适应状态

记录视锥细胞反应（cone response）和 30 Hz 闪烁反应（30 Hz flicker responses）。单闪烁锥体反应：背景光为17～34 cd·s/m² （5～10 fl）,可以抑制杆细胞,经 10 分钟明适应后,用白色 SF 刺激即获得视锥细胞反应。30 Hz 闪烁反应：在记录单次闪光锥体反应后,使用相同的背景光和 SF 刺激光,每秒钟闪烁 30 次,弃去最初的几个反应,测量稳定状态时的振幅,30 Hz 闪烁反应用于测定锥体功能。

ERG 的测量包括振幅和峰时值。a 波振幅是从基线测到 a 波的波谷;b 波振幅是从 a 波的波谷测到 b 波的波峰。a 波、b 波的峰时值是从闪光刺激开始到波峰的时间。关于 OPs 振幅测量方法较多,早期是作各波谷间的连线,然后从各波峰作与横坐标的垂直线,从波峰至各波谷连线间的距离即为各子波的振幅值,将各子波的振幅值相加求和为振荡电位总值。其缺点是将 a 波的一部分振幅也计算在内。目前,较准确的测量是将 ERG 波形通过傅里叶变换进行频谱分析,根据 OPs 在频域的分布,采用滤波技术去掉 a 波和 b 波后再测量,可以避免 a 波振幅产生的干扰。各子波的潜伏期为从刺激开始至各子波波峰的时间。除了 OPs 各小波的振幅和潜伏期外,将能够稳定引出的各小波振幅累加计算总振幅,各相邻小波波峰潜伏期的峰间隔以及引出波的总时程,亦可以作为评价 OPs 变化和内层视网膜功能的敏感参数。每个实验室应建立自己仪器的正常值及其界限。a 波、b 波和 OPs 波的测量方法见图 5-6。

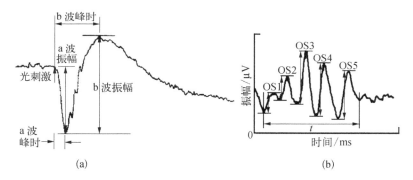

图 5-6　a 波、b 波和 OPs 波的测量方法

(a) a 波和 b 波的测量;(b) OPs 波的测量

F-ERG 主要用于判断：① 视网膜遗传性和变性疾患;② 屈光间质混浊时视网膜功能;③ 视网膜药物中毒性反应;④ 视网膜铁锈症的损害程度;⑤ 视网膜血管性、炎症性和外伤性等疾患造成的功能损害。

一般认为,F-ERG 潜伏期延迟 30% 和(或)振幅下降 25% 以上,具有临床意义,提示部分视网膜功能确实受到了损害。

由于振荡电位 OPs 各小波起源于不同的神经细胞,各小波潜伏期和振幅的变化只能反映单个波成分异常,不能反映总体变化规律。而通过稳定引出的小波振幅累加得到的总振幅和经历的总时程可以反映 OPs 波的整体变化规律,弥补了单个波参数的不足。因此,在分别测量了 OPs 各小波成分以后,可以分析总振幅和总时程的变化。总振幅下降 30%,总时程延长 20%,说明 OPs 反应发生异常,提示内层视网膜功能受到了损害。

F - ERG 的正常依赖于脉络膜和视网膜功能的完整性。眼球外伤后由于脉络膜和视网膜功能的异常可致 ERG 异常,主要表现为 a 波 b 波振幅降低和峰时延迟,严重者 b/a 波幅值小于 1,ERG 不同类型的改变与视网膜受损伤的时间、程度以及累及视网膜的不同层次等有关。OPs 广泛应用于视网膜微循环的研究中,视网膜震荡及其合并视神经挫伤的患眼,其 OPs 异常反映了视网膜存在微循环障碍,也提示其 ERG 异常既有直接损伤视网膜神经细胞也有间接的微循环障碍使神经细胞缺氧。

三、图形 ERG

图形 ERG 即 P - ERG(pattern electroretinogram),是由光栅、棋盘格或其他图形的翻转刺激,在保持平均亮度不变的情况下,通过放置在角膜表面的作用电极记录到的一种综合电反应,通常用于记录黄斑部或视网膜后极部的视觉功能。它由一个称为 P50 的正相波和发生在其后的称为 N95 的负相波成分组成,不同图形翻转频率(rev/s)引出的波形不同(图 5 - 7)。

P - ERG 技术最早见于 Riggs 等人的报道。为了消除弥散光对 ERG 的影响,他们采用了一种明暗交替的光栅图像作为刺激,这种图像在做黑白翻转刺激时能够保持平均亮度不变,因此消除了弥散光对 ERG 的影响。同时,他们发现应用这种方法记录到的 ERG 振幅明显小于闪光 ERG,且具有不同于 F - ERG 的特性,因

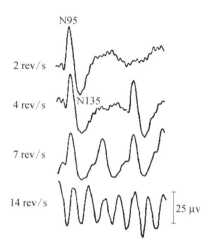

图 5-7　不同图形翻转频率的 P-ERG 波形

此将这种新技术记录到的 ERG 称为 P-ERG。

　　P-ERG 的起源与视网膜内层的神经节细胞的活动密切相关,而正相波反映了黄斑部的功能。P-ERG 能够早期发现由视网膜神经节细胞及其轴突的变性和凋亡而引起的视功能的变化,它的 P50-N95 波振幅在检测青光眼患者视功能降低时具有很高的敏感性和特异性。但其反应信号比较弱,需要多次叠加才能形成稳定的波形。P-ERG 现已在临床推广使用,并成为鉴别黄斑部和周边部视网膜功能的一种可靠方法。

　　P-ERG 的角膜电极最好选用 DTL 电极,将 DTL 电极置于下穹窿部,参考电极置于检测眼外眦部皮肤。行单眼记录,叠加次数以 30～60 次为宜,时间太长容易造成被检查者视觉疲劳,影响检查结果。检查时瞳孔保持自然状态,将屈光矫正到看清刺激器的最佳状态,整个检查过程在暗室或者微弱红光下进行。由于 P-ERG 是从视网膜中心凹和中心凹旁引出,刺激图形若在视网膜上聚焦好,则引出的 P-ERG 振幅就比较大。因此,检查开始前,应嘱被鉴定人全身放松,精力集中。

P50 波振幅高度的测量是从一个负相波谷(N95)向上到 P50 波峰。N95 波振幅高度从 P50 波峰向下到 N95 波谷。各波潜伏期均从光刺激开始到各波的波峰或波谷的时间,称峰时。稳态反应测量峰谷值,或者通过傅里叶转换测量功率。各实验室应建立本实验室的正常值数据库。

P-ERG 的异常改变表现为 P50 波幅值下降、潜伏期延长。在开角型青光眼患者,P-ERG 的变化早于 P-VEP,具有特殊的诊断意义。另外,黄斑病变、原发性视神经萎缩和帕金森病时,P-ERG 也会发生变化,振幅下降 30% 和/或潜伏期延长 25% 具有临床学意义。研究显示,当糖尿病患者眼底尚未出现改变时,P-ERG 的波幅已降低,随着糖尿病严重程度的发展,波幅也随之下降,潜伏期延长。但随着糖尿病病情的加重,潜伏期延长的幅度增加趋缓,呈现明显的非线性关系。说明可使用 P-ERG 各波潜伏期来观察糖尿病及其程度,且更适合于发现和诊断早期糖尿病。

第三节　多焦视觉电生理技术

多焦视觉电生理技术在眼科临床的应用,主要包括多焦视网膜电图(multifocal electroretinograms,mfERG)、多焦视觉诱发电位(multifocal visual evoked potential,mfVEP)两大类技术。1992年,Sutter 和 Tran 首先描述、记录了 mfERG,1994 年 Baseler 和 Sutter 在 mfERG 基础上描述、记录了 mfVEP。这两大类检测各具有其独特的法医临床应用价值。

一、多焦视觉电生理技术的原理

多焦视网膜电图(mfERG)的发展,应该从局部视网膜电图的检测而来,局部 ERG 的测定,需要分别刺激视网膜后极部每个局部小六边形的区域,经多次闪光叠加后获取每个小六边形的反应,这样要完成所有六边形刺激就要花费很长时间,另外用此方法记录到的每个六边形的反应噪声也较大,信噪比比较小,因而结果不可靠,临床上难以使用。

mfERG 测试时,一般在视网膜后极部选取 61 个六边形、103 个六边形、241 个六边形或更多,通过多部位的刺激图形,实现对视网膜后极部多个小区域的功能测试。mfERG 测试得以完成,归功于 Sutter(1991 年,1992 年)提出的 mfERG 新方法,此方法应用伪随机二元 m-序列环(m-sequence cycle)控制,使刺激野各小区交替、重叠进行闪光或图形翻转刺激,即几乎同时刺激各六边形,经角膜电极记录混合反应信号,信号经差分放大器放大后输入计算机,再经过快速 m 转换,得到 m 序列与角膜电极信号的刺激反应相关函数,从而分离提取各刺激部位的波形,这些波形可以客观地反映视网膜各部位的功能。mfVEP 的基本原理同上,但刺激区域划分、大小、刺激形式及记录电极等有所不同。

伪随机 m 序列是产生 mfERG 刺激过程和结果分析的核心部分,目前采用二元 m 序列环,或称两种状态的 m-序列环(binary m-sequence cycle),即设定有光刺激或无光刺激,有光刺激为白色标记(用数字 1 代表),无光刺激为黑色标记(用数字-1 代表),二元 m 序列环包含着 1 和-1 的一系列变化。这个变化应为随机的,但又必须满足以下两个条件:① 在任何时刻刺激野有近 50% 的六边形是黑色,近 50% 是白色;② 在不同刺激起始时间,仅在此起始时间的六边形有反应,而所有其他六边形反应均排除,致使各个局部六边形反应互不相关,这种 m 序列环属伪随机 m 序列环刺激。它可以由计算机根据数字的定义以及应用程序的需要而产生。

典型的 mfERG 检测结果共有以下几个组成部分:① mfERG 波描记阵列(图 5-8);② 6 个环各环的平均波形;③ 从 mfERG 波描记阵列表达的三维图(图 5-9)。

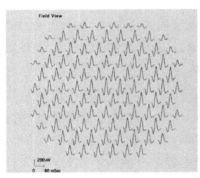 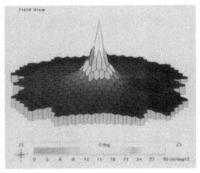

图 5-8　mfERG 波描记阵列　　图 5-9　mfERG 波描记阵列三维图

mfERG 波形包括 N1、P1、N2 等成分。对于波形的分析包括:振幅密度与潜伏期。它的特点还在于分析视网膜的一阶和二阶函数核,前者是线性反应,在数值上等于对白光刺激的平均反应。后者为非线性反应,它还包含相邻刺激的互相影响,它亦表明了在线性反应中预期的总和反应与连续刺激后的实际反应之间的差异。

典型的 mfVEP 刺激范围为 $20°\sim25°$,具有随离心度增大的弯梯形刺激模式。刺激野内选取 16 个或 60 个弯梯形。由中心最小的弯梯形向周边逐渐扩大,构成如飞镖的棋盘式。弯梯形内黑白方格,这类刺激模式符合人眼视野的客观特点。mfVEP 可以用地形图的方式表达,其常用刺激图形是由 58 个呈扇形的单元组成的偏颞侧飞镖盘样图形(图 5 - 10),应用伪随机 m -序列控制图形的黑白变化,同时分别刺激视网膜各个不同区域,通过数字信号处理计算刺激信号与反应信号的相关函数,从而把对应于视野各刺激单元的电反应分离、提取,在一次短时间的记录中得到视野各区域的反应,将视野客观地形图化(图 5 - 11)。mfVEP 的意义在于它是在同样刺激条件下,同时测定不同视网膜区域的视觉电反应,从而具有更好的可比性。为避免单个刺激单元的 mfVEP 波易受噪声干扰的问题,常用分组平均分析,其中同心(半)圆环和象限是常用分组方法,利用 mfVEP 可以评估视网膜到视皮层通路的功能状况。

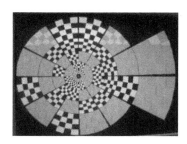

图 5 - 10　含 58 个刺激单元的偏颞侧飞镖盘样图形(左眼)

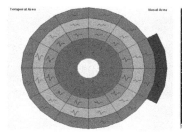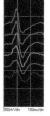

图 5 - 11　正常左眼 mfVEP 检查结果

左侧为 mfVEP 波描记阵列图;右侧为六个同心环组合反应图

二、多焦电生理技术的影响因素

(一)固视

在 mfERG 记录中维持良好的固视至关重要,任何偏离中凹的注视,将使记录的局部视网膜区域功能产生改变。目前多焦系统均有监测固视的方法,例如,运用光学照相机或眼底照相机提供瞳孔稳定状态等。

另外,固视稳定性干扰与刺激单元大小有关。因为大刺激单元与小刺激单元相比,眼球运动相同的范围时,在大单元活动的相对区域小,因此运用较大的刺激单元时,较容易保持固视,但使用大刺激单元会降低其分辨率,因此在记录中要综合考虑。

（二）年龄

传统 ERG 的研究表明,视网膜电反应与年龄相关,新生儿视功能逐渐发育,1 岁后接近成年人。局部 ERG 研究表明,年龄与振幅之间存在显著负相关。近年来的研究显示,mfERG 随年龄增加,反应各波的振幅下降,潜伏期延长。

有研究结果显示,老年组一阶函数核和二阶函数核的平均振幅密度低于年轻组,一阶函数核振幅密度的年龄性降低在中心凹处最大,而这种降低随离心度增加而减少。

鉴于 mfERG 振幅和潜伏期有明显个体差异,且与年龄密切相关。因此,分析记录结果时要考虑上述因素,例如对于老年青光眼患者表现轻度潜伏期延长时,究竟是青光眼早期改变还是老年因素所导致,有时会很难确定。

（三）瞳孔大小

ERG 研究显示瞳孔放大使 b 波振幅增加。瞳孔大小影响刺激光强度大小,目前大多数实验室采用散瞳方法,以减少瞳孔大小对 mfERG 的影响。

（四）视力和屈光不正

研究显示视力大于 0.1,对振幅影响不大。视力低于 0.1 时,则有影响。另外,视力不好的患者很难维持固视,可因眼球运动而产生较大的噪声波形。

屈光不正对 mfERG 的影响主要是成像模糊和散射光的影

响。研究报道 4 D 以内屈光不正引起的视网膜成像模糊对多焦反应没有显著的影响,另有研究用不同屈光度的聚焦透镜记录mfERG,显示散射光线对反应影响也不大。

（五）不对称性

研究结果显示视网膜 mfERG 反应存在明显不对称性,颞侧的视网膜反应密度比鼻侧高,上半部比下半部高,中心凹振幅密度最大。

吴德正等观察到上半视网膜区 N1 波和 P1 波振幅密度和振幅的总和比下半视网膜区大,但只有 N1 波振幅总和的差异具有统计学意义。同时,吴德正等研究显示颞上区 N1 波和 P1 波的振幅密度和振幅总和值较鼻下高,其差异具有统计学意义。

Haegerstron-Portony 等、Verdon 等与吴德正等的研究显示第一环 N1 波、P1 波、N2 波的振幅密度值比其他各环高,随离心度增加,振幅密度的改变呈指数函数式衰减。第一环振幅密度值在黄斑区中心凹最高,这种视功能随离心度变化的特征与视网膜后极部光感受器细胞分布密度有关。

（六）屈光间质

屈光间质病理状态是临床上常见现象。传统 ERG 的研究表明由于屈光间质影响,导致视网膜照度下降,使 ERG 振幅变小,潜伏期延长。用丙烯酸膜模拟白内障,研究白内障对 mfERG 影响,结果显示视力降低到 20/70,引起中央振幅轻度降低,但中央峰仍存在,提示老年人存在轻度核硬化时,用 mfERG 评价视网膜功能可以不考虑此因素。罗光伟等研究不同衰减指数的滤光片对mfERG 反应振幅影响,结果显示随透光度降低,反应振幅逐渐降低。研究模拟视物变形,结果显示视物变形区 mfERG 振幅增加或减小,中央峰存在,但不尖锐,视物变形区可导致振幅波动。

　　另外,研究显示在记录过程中由于角膜麻醉眨眼减少,引起角膜不透明,影响记录结果。硅油置换玻璃体后,导致 ERG 幅度显著下降。

　　(七)其他因素

　　其他因素如检查时间(上、下午或夜间)、患者皮肤准备,瞬目可引起的基线漂移,流泪引起的伪迹以及接触镜中气泡引起基线抖动等。

　　总之,许多因素变化可以影响多焦反应,在记录中尽量减少这些因素影响。另外,分析过程使用伪迹剔除,与周围反应平均、总和反应等都会导致结果偏离,因此使用这些处理要谨慎。

三、多焦电生理记录技术

　　检测仪器以放置于电磁屏蔽室内为佳。进行检查前,嘱被鉴定人取出随身携带的手机。在寒冷天气的情况下,室内宜打开空调,嘱被鉴定人脱下外套,以减少电磁干扰。作用电极最好应用与角膜接触的电极,其中有 Burian-ALLen 或经改良的角膜接触镜双极电极。这种电极接触好、固定好、噪声小、使用方便。参考电极一般放在记录眼的颞侧。放置角膜接触电极前,受检眼加滴0.5%阿托品扩瞳,待瞳孔直径>7 mm 后,加滴 1%盐酸丁卡因麻醉眼表。遮蔽非受检眼,可在角膜接触电极上涂抹少许卡波姆用以保护眼表,放置角膜接触电极。如用 Burian-Allen 电极,则不需再放参考电极,因为它的参考电极和作用电极放在一个塑料支架中。地电极通常是应用耳夹电极,夹在记录侧的耳垂上。

　　mfERG 的信号微弱,故需放大器来提高增益。刺激器是mfERG 记录系统的关键部分,体现了 mfERG 的记录原理、m-序列控制的刺激方式、数据采集和处理。mfERG 的刺激器采用了高质量的刺激屏和显示在荧光屏上的专用刺激图像。检测程序可根据不同需求自行选择,通常我们选用刺激器的刺激图形阵列为103个刺激单元,m-序列为2−1,帧频为75 Hz,刺激器最大亮度为200 cd/m²,最小亮度为5 cd/m²,刺激时间为7 min,分为8节段的检测程序。若检测时间过长,部分被鉴定人可能出现身体不适等无法耐受的情况。

体位及眼位监视:被鉴定人采取坐位,把刺激图像放在刺激野的中心。嘱被鉴定人调节刺激器一侧的屈光调节旋钮,使刺激图像达到最清晰的状态,并注视刺激图像中央的固视点。对于有中央暗点的被鉴定人,可通过显示位于旁中心的六边形作为注视目标,使视网膜的黄斑区位于刺激野中心。被鉴定人通过注视位于刺激野中心的注视点或注视环来接受刺激,但是很难使刺激正确地位于刺激野中。眼位监视系统可以通过眼球摄像监视系统监视受检眼的固视情况。检查者可适当调节被鉴定人以及刺激器的位置,使瞳孔位于监视器的中央。如固视不良、配合程度欠佳或干扰过大,则可按需重新进行记录。

mfERG 的成分和起源:mfERG 与常规 ERG 很相似,开始是一个负相成分(N1),然后紧跟一个正相的成分(P1)。关于 N1、P1波的起源,目前不太清楚,但从其特性的表现分析,它们可能和传统的 ERG 成分有相似的起源。

mfERG 的振幅和峰时:mfERG 应用反应密度来表示反应的量。应用单个刺激斑单位面积的振幅量,即局部反应密度来表达振幅的量是一个有用的表达方法。在计算机的帮助下按矩阵图的排列次序以数据大小表示,也可用灰度或颜色表示其二维或三维的结果。正常的地形图在黄斑区形成一个有基底高耸的山区,在生理盲点处显示为一个略为凹陷的低振幅密度区域,它们反映了视网膜不同区域的反应特性。

此外,为了更好地反映视网膜不同区域的 mfERG 的反应量,根据视锥细胞和视杆细胞的向心性和离心性分布的特点,对 mfERG 的振幅量采用了分环和象限划分计算的平均值来表示它们的大小。正常的分环区 mfERG 平均反应密度第一环最高,并向外逐渐降低呈锥状;象限划分 mfERG 的反应密度鼻侧大于颞侧,上 1/2 象限的反应大于下 1/2。这些特征是和感光细胞的分布特点一致的。

结果显示:一般有曲线图、二维和三维图及组平均图等几种方式。

曲线图:显示不同视网膜区的电反应,或称为波描记阵列,这是最基本的原始一阶函数核的反应显示。反应第一个向下的负波称 N1 波,紧接着一个向上的正波称 P1 波,继后又是一个向下的负波 N2 波和一个向上正波 P2 波。一般临床统计均选取 N1 波和 P1 波,N1 波的振幅是从基线至波谷幅值(nV),P1 波的振幅由 N1 波的波谷至 P1 波的波峰值(nV)。但是,由于六边形的面积不均等,各个六边形的振幅无直接可比性,因而采用振幅密度(六边形波振幅/六边形面积,单位为 nV/deg^2),N1 波隐含期从刺激开始至波谷时间(ms),P1 波的隐含期从刺激开始至 P1 波的波峰的时间(ms)。

二维和三维图(2D 和 3D 图):可以用振幅密度显示的伪彩色二维和三维地形图,或用灰度表示的二维和三维地形图。彩色的更直观、更易理解。在彩色地形图中,当选择的颜色标度为红绿蓝时,色越蓝表示反应密度越低,色越红或越白则表示反应密度越高。正常三维图呈山峰样,中心凹为最高尖峰位呈白色;黄斑区山峰逐渐下降,色由白变红变黄;黄斑外至周边区,呈较平坦的平面,色由绿变蓝。有视网膜病变时,与正常相对应区的颜色会改变,当存在严重视网膜受损区,则该区的颜色变蓝甚至会变黑。虽然三维地形图对病变类型的总体印象是有用的,但仅从单一地形图去分析病变会存在着较大风险,因为地形图的形状随选定标尺量的不同而变化;在三维图中有些无关的成分(如噪声)则会参与其中,甚至被增强,干扰实际结果。因此,三维图不能单独用于显示mfERG 数据,必须伴有相应的波描记阵列图。

组平均图:为了了解检测视网膜不同范围的电反应,可以进行划组处理,进行比较。划组后可获取每个组的总和反应波及相关值(如总和反应的 N1 波和 P1 波的幅值、潜伏期及平均反应密度)。同心环(从中心向外)是最常用的一种分组方法,如图 5-12所示,六个环分别表示中心 $0\sim1°$、$1°\sim4°$、$4°\sim8°$、$8°\sim12°$、$12°\sim17°$以及 $17°\sim22°$。当然,也可以按照 4 个象限分组,或按眼底病灶区划组等。不同的眼科疾病,各区域 N1 波和 P1 波的幅值会有不同程度的降低,潜伏期也相应有所改变。本实验室研究发现,黄斑病变者中心四环的 P1 波振幅较正常显著降低,潜伏期延长。

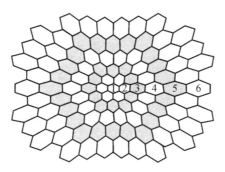

图 5-12　mfERG 眼底同心环示意图

四、多焦视觉电生理技术在法医学客观评定视野的应用前景

笔者认为,多焦视觉电生理技术主要的法医学应用价值,应该在视野的客观评定方面。

视野是指眼向前方注视一固定目标时,周边视网膜所能感觉到的全部空间范围,是除中心视力以外的,另一项评价视功能的重要指标。目前临床上常用的动态视野检查和静态视野检查,均需要被鉴定人的主观配合。而法医学被鉴定人受特殊诉讼心理影响,往往存在夸大或伪装视功能障碍的情形,其视野检查结果的可信性有待客观检测手段的支持。如何准确评判视野状况已成为法医学眼损伤鉴定的难点问题。

(一)mfERG 在客观视野检查中的价值

以下是一个实际案例:某女,20 岁,因视网膜疾患致"左眼鼻侧视野缺损",视力 1.0。左眼直接对光反射稍迟钝,其电脑中心视野检查结果如图5-13所示,mfERG 结果如图 5 - 14 与图 5 - 15 所示。

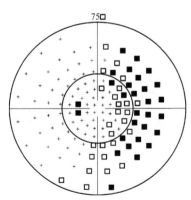

图 5 - 13 电脑中心视野检查结果

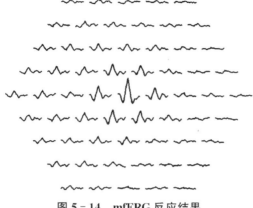

图 5-14　mfERG 反应结果

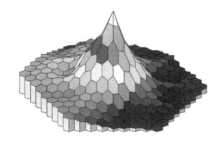

图 5-15　mfERG 振幅密度三维显示图

从这个案例可以看出,视网膜病变所导致的视野缺损,与 mfERG 有良好的对应关系。但是,由于视野缺损多为视路损伤所致,而 mfERG 仅能反映视网膜神经节细胞以前的视神经功能状态,不能反映视觉传导通路的整体功能,使得其应用受到相当的限制,相反,mfVEP 具有独特的优势,其与主观视野的相关性研究,成为法医临床学研究的重点。

（二）mfVEP 在客观视野检查中的相关研究

1. mfVEP 检查与视野计检查的相关性

1998 年,Klistorner 等在青光眼、视神经萎缩、视神经受压、皮层梗死等多种眼病中观察到 mfVEP 与 Humphrey 视野（HVF）检查具有较好的对应性，即 mfVEP 信号的丢失与 Humphery 视野计视野检查结果（HVF）显示的视野缺损之间存在一定的一致性；继而在视野缺损的青光眼患者，将视野在各个象限的光敏感度（dB 值）之和与 mfVEP 在各相应象限组合反应的振幅进行相关分析，发现两者存在较强的相关性（$r=0.49$）。2000 年，Klistorner 的另一项研究发现，从视野的总体指标来看，青光眼患者的 VEP 视野中总的异常点数与 HVF 的平均缺失率有很好的相关性（$r=0.89$），以象限来分析，在每个象限 VEP 视野异常的点数与 HVF 对应象限的异常点数也有很好的相关性（$r=0.79$）。mfVEP 的信号及 HVF 缺损均与视网膜局灶性中心细胞损失的百分比呈线性相关。最近 Horn 等在青光眼患者 mfVEP 检查中观察到 mfVEP 波振幅下降，尤其在中心视野较外围区域，与视野检查具有良好的相关性（$r=0.71$），也与视网膜神经纤维层厚度具有很好的相关性（$r=0.76$）。

2. mfVEP 检查具有客观性的特点

传统视野检查如动态、静态视野检查均属心理物理学检查，其局限性是属于主观性检查及明显的学习曲线。如果被鉴定人在检查过程中配合不好，假阳性率、假阴性率、固视丢失率等指标过高，则结果不可信。即便上述指标在正常范围，若视野检查结果与其他临床指标如眼底杯盘比等明显不一致，结果亦可疑。mfVEP 检查不需要被鉴定人的主观反应、主观判断，对其配合依赖性较小，摆脱了目前视野检查由被鉴定人感知反应的检查模式，在视野检查结果不可信或可疑时，mfVEP 作为一种客观的视功能检测技术，凸现出较大法医学价值。

（三）mfVEP 在客观视野检查中的法医学应用价值

1. 客观视野评定

法医学鉴定中视功能评定常需排除癔症及伪盲等非器质性病变的影响。与传统 VEP 相比，mfVEP 通过将记录到的大量不同部位的 VEP 波形，对应于视网膜各部位形成视野地形图，从而直观显示视野状况，可用于排除非器质性视野缺损。在有难以解释的不可靠的、可变的视野时，或临床眼科检查与传统视野检查所能提供的信息量不足或相互矛盾时，mfVEP 提供了一种有效的辅助方法。Miele 等通过 mfVEP 检查证实了 1 例罕见的功能性的双颞侧偏盲案例。项剑等在 1 例视路损伤法医学鉴定中引入 mfVEP 技术，检查结果表明，左眼 mfVEP 信号丢失的区域与静态视野检查所示的颞侧偏盲基本一致（图 5-8、图 5-9）。

2. 视路损伤/病变的定位诊断

由于对应于视野不同区域的视觉神经纤维有特定的走行路径，决定了不同部位的视路病变往往具有特定的视野损害特征。王旭等研究发现，对于高位视路损伤，眼科常规检查常无阳性所见，传统 FVEP 的异常率较低，伪盲鉴别极为困难，而双眼视野同向性偏盲是其特征性改变。视交叉上方或下方的占位性病变，分别可产生以颞上视野缺损或颞下视野缺损为主的双颞侧偏盲。胡晓鹏等对 1 例垂体瘤（鞍区）患者进行 mfVEP 检查后发现，其双眼颞上、颞下象限 mfVEP 波振幅反应密度明显降低，左眼接近无波，与视野检查结果所示的"双眼颞侧偏盲，左眼已超越中线至鼻侧视野缺损"具有较好的对应一致性，检查结果将病变部位明确指向视交叉。mfVEP 把位于不同视野部位的局部 VEP 同时记录下来，对视路损伤/病变的定位诊断具有其独特的优势。同时，其与 mfERG 联合应用，用于界定视神经以上或以下的病变。对于甄别外伤后伪盲与否的案例,两者联合应用能够全面、客观地反映视觉系统的功能状态,提高伪盲判定的敏感性。

3. 案例

某男,于 2010 年 12 月因交通事故伤及头面部等处。伤后入院查体:神志呈谵妄状态,轻度躁动,定向力差,不能配合问答及动作。双眼眶周围肿胀明显,瞳孔观察欠满意,左额长约 6 cm 伤口、面部长约 4 cm 伤口均已缝合包扎,颜面部见多发陈旧血迹,四肢均有活动。头颅 CT 平扫示双侧额叶脑挫裂伤,以左侧为著,硬膜下出血,蛛网膜下腔出血,颅骨多发骨折(额骨、双眼眶、筛骨、枕骨斜坡、右侧蝶窦、右侧上颌窦前壁等),颅底骨折,颅内积气,头皮裂伤。入院后第 7 天,神经外科病情平稳,复查头颅 CT 见颅内淤血吸收,并诉右眼视力差,眼科会诊示双侧视路损伤,给予神经营养治疗。继而转专科医院就诊,示右眼无光感,左眼视力 0.2,继续神经营养治疗。伤后 8 个月进行伤残程度评定。法医眼科检查:视力:右眼=无光感;左眼=0.4,−1.50Ds→0.8。静态视野检查(视野中心 30°范围):左眼鼻侧视野正常,颞侧偏盲(图 5 - 16)。

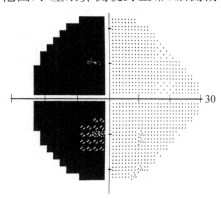

图 5 - 16　电脑中心视野检查结果

右眼外斜约10°～15°。右瞳孔直接光反应弱,相对传入性瞳孔阻滞(RAPD征)阳性;左瞳孔直径约 3 mm,直接对光反应灵敏。右侧视盘色白、边界清;左侧视盘色可。余无异常。

mfVEP 检查:示左眼鼻侧视野各刺激单元基本能诱出 VEP波,颞侧视野基本未能诱出 VEP 波;mfVEP 四个象限组合反应图示左眼第一、二象限(即鼻侧)可见明确 VEP 波,第三、四象限(即颞侧)未见明确 VEP 波(图 5 - 17)。mfVEP 与其视野具有高度吻合。

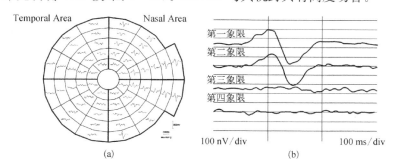

图 5 - 17　mfVEP 波描记阵列图与四个象限组合反应图

五、注意事项

多焦电生理检查与视野检查有很多有联系之处,但同时也有很多本质上不同的地方,所以多焦电生理检查还不能取代主观的视野检查。但是作为一项新兴技术,mfVEP 检查在很多情况下确实比视野检查更容易检测到视功能的损害,mfVEP 在临床对神经系统疾病的处理中确实有其一席之地,但是,在当前的技术条件下,对 mfVEP 的记录和分析并不是轻而易举的,最好由有丰富电生理经验的法医临床学工作者来进行。

多焦电生理检查是一项正在发展的技术,可以预期其检测将会变成处理和研究视神经系统疾病/损伤的强有力的工具。

第六章 其他视觉功能检验

第一节 微视野检查技术

微视野计（microperimetry）是近年来应用于眼科临床的一种高端视野检查仪器，在直视眼底的条件下，能提供视网膜光敏感度和固视参数等评价视功能的新指标，克服了既往设备单纯的功能检查或形态学检查的缺陷，可将眼底照相与自动视野检测二者相结合，即结合结构与功能检查的优点，可以定量、定位测量黄斑区域的视网膜光敏感度，从而使视网膜平均敏感度图可与眼底图像的形态学证据直接联系，实现对黄斑中心凹区域功能进行更为细致、深入的评估，达到形态学与功能学的结合，同时全程记录被检查眼的固视轨迹，自动分析固视位置、固视稳定性，并能将微视野图与眼底像点对点重合，实现功能和结构上的组合。微视野计的各研究指标与主观视力有良好相关性，为定量评估视力提供了新手段，相关研究显示了其在视功能评价上的作用，在法医学视功能的评定中将具有一定的应用潜力。

一、微视野计基本原理、方法

微视野检查是对黄斑区域视野的精细检查，最早起源于共焦激光扫描检眼镜技术。微视野计作为一种新型的视野计,与传统的电脑自动视野计相比,其光标刺激不再是出现在眼睛前方,而是直接投射到眼底视网膜上。微视野计眼部的追踪系统以眼底大血管作为定位参照,确保每个光标能够投射在视网膜上特定的检测点,从而精确定位并检测黄斑部位的病变,更全面地达到黄斑形态和功能的检测结果的良好对应。微视野检查技术主要的优势在于能够检测并量化偏心注视、固视稳定性,它可以通过手动划分区域检测局部视网膜区域的视网膜敏感度,从而更全面地评价视网膜功能。目前较为常用的微视野计主要有扫描激光检眼镜(scanning laser ophthalmoscope,SLO)、MAIA 微视野计(Macular Integrity Assessment)、MP - 1 型微视野计(microperimetry - 1)等。

现以目前应用较广泛的 MP - 1 型微视野计作一简单介绍。MP - 1 型微视野检查技术将眼底照相机和计算机视野计融为一体,并分别以红外半导体激光、氦氖激光作为光源。红外激光为非可见光,可在不被被鉴定人察觉的情况下投射到视网膜上逐点扫描。其反射光通过共聚焦裂隙,由光检测器接受放大,通过电子计算机合成视网膜图像。监视器图像上的每一个点与视网膜上的每一个点相对应,从而建立起一种高质量的点对点的视网膜连续动态影像。氦氖激光为可见光,用于产生刺激光标、固视光标和背景照明,光标的强度通过声光调制器调节。刺激光标大小为 Goldmann I~V 号,强度为 0~20 dB 范围之间,以 1 dB 为等级间隔。中心固视视标为"＋"字形、圆形或菱形,监视器监控下投射在视网膜黄斑中心凹位置或所需要的位置。然后操作者在直视眼底情况下,将刺激光标准确投射在被测视网膜处,测得此处的视网膜光敏感度。彩图 10 显示了一正常人微视野的检查结果,中央凹处红十字为固视点,黄斑区数字代表此处的视网膜敏感度 dB 数值,同时数字以相应颜色标识。微视野检测技术采用眼球追踪软体技术,可在检测者直视情况下通过对某一视网膜解剖标志的位置矫正,跟踪被检测眼的固视情况,使视野结果与眼底彩色照相完全匹配重合(彩图 11)。该技术允许操作过程中对每一次测量作固视跟踪,提供受检眼的固视信息。

以 MP-1 型微视野计为例,具体实施检测前,应嘱被鉴定人暗适应 10 min。检查时,被鉴定人下颌置于颏架,遮蔽非受检眼,要求受检眼注视直径为 2°的十字固视点 30 s,完成固视检测后,进行微视野检测。检测时背景亮度推荐设置为 1.27 cd/m²,刺激光标大小可采用 Goldmann Ⅲ 号视标,最大亮度建议为 127 cd/m²,最小亮度建议为 1.27 cd/m²,选用 4-2-1 或 4-2 程序,光标持续时间 200 ms。嘱被鉴定人看到光标后立即按下应答键。可在被鉴定人完成微视野检查后根据需要拍摄眼底照相。

二、微视野检查研究指标与结果评价

微视野检查的指标包括视网膜平均敏感度、固视性质及固视稳定性等。其中固视性质包括中心固视、旁中心固视与偏心固视,固视稳定性包括稳定性固视、相对不稳定性固视及不稳定性固视。这些检测指标丰富了视网膜病变的检查手段,在临床观察病情、评估疗效等方面具有重要的价值。

（一）固视参数

1. 固视稳定性

如图 6-1 所示,根据最后固视点在固视中心直径 2°和 4°范围内的比例来确定固视稳定性。2°内>75% 为稳定;2°内<75%,同时 4°内>75% 为相对稳定;4°内<75% 为不稳定。

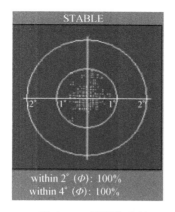

图 6 - 1　固视稳定性

图中表示固定点在直径 2°、4°范

围内的比率均为 100%

2. 固视状态分级

系统会自动生成一个以中心凹为中心、直径大小为 2°的圆,根据此圆内的固视点的百分数进行固视状态的分级。50%以上固视点在黄斑中心 2°直径范围内的,为中心固视;25%~50%固视点在上述范围内的为部分中心固视;小于 25%的,则为非中心固视。

3. 固视度数

微视野计程序自动计算并提供固视中心位置(红十字交叉中心,不一定是黄斑中心凹),然后运用计算机软件对固视中心位置与黄斑中心凹间的位置进行测量、比对后即得出固视度数。其中黄斑中心凹位置可由检查者根据眼底形态结构手动指定,亦可根据正常成人中心固视置信椭圆来确定黄斑中心凹位置。

(二)视网膜光敏感度

在每个测试点处逐步递增刺激光强度,测得此处的视网膜的阈值敏感度。将黄斑中心凹周围特定范围按垂直水平划分,四个象限分别确定为颞上、颞下、鼻上、鼻下，并分别计算每个象限的平均光敏感度，以便进行不同区域视网膜光敏感度的比较分析。亦可以按照光学相干断层扫描地形图进行类似分区，四个象限分别认定为上方、下方、鼻侧、颞侧，以便与光学相干断层扫描的结构性指标进行比较分析。

（三）指标选择与结果评价

视野缺损、视力下降、黄斑病变、视网膜局部区域暗点数的增加等因素会引起视网膜平均敏感度的下降，需根据被检测者的实际情况进行分析。固视性质则以固视点与黄斑中心的位置关系来判断。通常情况下，黄斑损伤累及原有固视点的，趋于在视网膜上建立一个新的注视点。固视稳定性也是评价黄斑中心凹功能、预估视力的重要指标，与视网膜敏感度、固视性质一样，固视稳定性适用于的眼底病术后疗效随访。

（四）微视野计的优点与缺点

从上述原理、方法介绍中，我们可以得知，微视野计具有分辨率高、能发现微小暗点和绝对暗点、自动跟踪固视点变化，同时将黄斑结构和功能组合等优点，但也存在检测时间偏长、易引起视疲劳且仪器价格相对较为昂贵等缺点。

三、微视野检查技术的临床应用

MP-1型微视野计目前在临床上已被广泛应用，尤其在欧美国家已作为常规检查仪器。其适用于黄斑病变的视功能检查，可以为黄斑疾病的诊断和随访提供有价值的信息。多篇文献报道显示，如年龄相关性黄斑变性、中心浆液性脉络膜视网膜病、糖尿病性视网膜病变等眼底疾病，在病程早期，眼底病灶小，检眼镜检查难以发现结构异常变化，中心视力检查亦常显示仍属于正常范围，而该类患者微视野视网膜光敏感度已经发生改变,因此微视野检查有助于减少此类疾病常规方法诊断的假阴性率,利于早期诊断、早期治疗,是较应用传统检查手段评估眼底功能损害的更敏感的方法。

有学者运用微视野计探讨了早、中期原发性开角型青光眼患者的固视行为变化,发现此类患者的固视稳定性与正常人相比有显著性差异。研究认为,固视行为的改变是早、中期原发性开角型青光眼出现视神经病变的一个早期征兆。该研究体现了微视野计以固视性质为指标在疾病早期诊断中的应用价值。

同时,微视野检查能为眼底病的手术和激光治疗提供治疗前后的信息。对比治疗前后的功能变化情况,评估治疗效果,能协助选择视网膜手术切开位置,避免治疗中注视点的医源性损伤。

此外,微视野检查因能精确测量其固视点位置,探讨偏心固视眼固视点的形成规律,可对固视稳定性的康复训练提供指导,指导此类患者如何形成稳定的固视状态,改善视功能,因此,对偏心固视眼视力恢复具有重要作用。微视野检查在斜视、弱视领域的视力恢复治疗、康复训练过程中也可以起到十分重要的参考价值。

四、法医学应用价值

(一)中心视力评估

既往研究证实,固视(视力)性质分析理论有助于评估客观视力。微视野检查因能精确测量固视点的位置,确定固视度数,自动分析固视稳定性,较传统的固视检查方法提供更精确的固视理论研究参数,因此,它不仅对固视理论的研究提供了新手段,同时也为定量、精确评估视力提供了新方法。

国外研究显示,微视野计检测的固视中心 2°、4°稳定性与视力的相关系数在较好视力组分别为 81.2%、94.6%,在较差视力组分别为 44.1%、80.7%。同时,有研究认为,黄斑中心 2°和 12°视网膜敏感度与视力相关性最好。我国学者在此方面的相关研究显示:中心 2°和 12°范围视网膜光敏感度、固视稳定性、中心注视程度与最佳矫正视力均呈正相关,其中中心 2°和 12°范围视网膜敏感度与最佳矫正视力的相关系数分别为 0.624、0.587,固视中心 2°、4°稳定性、中心注视程度与最佳矫正对数视力的相关系数分别为 0.456、0.436、0.434。

司法部司法鉴定科学技术研究所一项实验研究结果表明,微视野计的微视野检查自动计算黄斑中心 12°范围内 28 个检测点获取的视网膜平均敏感度,与受检眼的对数视力值呈正相关(Pearson 相关系数为 0.599,$P<0.05$)。二者线性回归模型显示最佳矫正对数视力(因变量)与视网膜平均敏感度(自变量)呈现线性相关($P<0.05$,图 6-2),一元回归方程为 $Y=0.057X+3.895$($R^2=0.359$)。式中 Y 为最佳矫正视力,X 为视网膜平均敏感度。

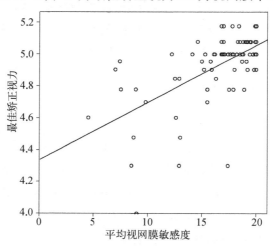

图 6-2　最佳矫正对数视力与视网膜平均敏感度之间存在线性相关性

上述研究结果说明微视野计的各研究指标与视力相关性较好，相关分析数据为利用微视野各研究指标量化推断视力提供了数据理论支撑。总之，微视野计所测得视网膜光敏感度和固视稳定性是评价中心凹功能、评估视力的重要指标，在法医学视功能评估中将具有广泛的应用空间。

（二）外伤性黄斑裂孔类型鉴别与伤情程度评估

外伤性黄斑裂孔分为板层裂孔和全层裂孔，此类损伤的伤情至少评定为轻伤。有临床统计资料表明，黄斑裂孔类损伤因类型不同会伴有不同程度的视力下降，黄斑板层裂孔视力下降程度较轻，视力一般在 0.1 以上，甚至可达 0.6，而黄斑全层裂孔者视力障碍程度明显，多在 0.2 以下，可达盲目程度。

多个学者研究发现，对临床诊断黄斑裂孔的患者进行微视野检查，所有全层黄斑裂孔患者都存在绝对暗点和相对暗点，固视性质属偏心固视；而板层裂孔眼可以有相对暗点，但没有发现存在绝对暗点，固视性质属于中心固视。即微视野检查运用绝对暗点和固视性质指标能有效区分黄斑裂孔类型。因此，在涉及黄斑裂孔的法医学鉴定中，应用微视野检查技术明确黄斑裂孔类型，进而可预估黄斑损伤的视力水平，有助于准确评价黄斑损伤情况。

（三）与其他技术的综合应用

司法部司法鉴定科学技术研究所进行的上述实验研究发现，中心固视组、偏心固视组的多焦视网膜电图检查结果与微视野计检查结果呈良好的相关性，P1 波振幅与视网膜平均敏感度呈正相关，P1、N1 波潜伏期则与视网膜平均敏感度呈显著负相关，P 值均 <0.05；而在旁中心固视组中，P1 波振幅、P1 波潜伏期、N1 波潜伏期与视网膜平均敏感度之间均不存在相关性。进一步研究显

示,以视网膜平均敏感度、Z4 区(含 R1 至 R4 区)N1 潜伏期、Z4 区
P1 振幅、Z4 区 P1 潜伏期作为自变量,以最佳矫正视力 Y_1 作为因
变量,进行多重线性回归分析,并拟合回归方程($F=15.130, P=$
0.000):$Y_1=0.025X_1-0.105X_2+6.506(R=0.666)$。方程中含
有视网膜平均敏感度及 Z4 区 N1 潜伏期(分别为 X_1、X_2)两个
变量。

笔者认为,微视野计与多焦视网膜电图(mfERG)分别作为黄斑
区主观与客观功能的检查手段,两者的联合应用具有良好的前景。

(四)其他方面

在涉及眼底手术的医疗损害赔偿案件中,可将微视野作为判
断手术部位、手术效果的手段,进而来评价医院方面的医疗行为有
无过失,从这方面来说,微视野检查可以为医疗损害赔偿责任的鉴
定提供客观依据。

综上所述,微视野计能够良好应用于眼底视网膜病变的视野
检查,尤其是视网膜光敏感度,固视性质,固视稳定性方面的检查
明显弥补了传统视野计检查的不足。迄今为止,微视野计现已广
泛应用于临床眼科对视网膜疾病的病程记录与疗效的随访,其适
用于黄斑疾病的诊断、治疗、手术效果及预后评估等,能精细测量
黄斑区视网膜敏感度,区分绝对暗点和相关暗点,准确测量固视点
位置,自动分析固视稳定性,可以提供较详尽的、有价值的视功能
信息,为准确评价视功能损害程度提供依据。微视野视网膜光敏
感度、固视稳定性、固视状态等研究参数均是评估视功能的重要指
标。联合运用微视野及其他多种检查手段,如多焦电生理、光相干
断层扫描仪等对局部区域进行全面分析,在法医临床学视功能的
评价方面同样具有良好的应用价值与广阔的前景。

第二节　对比敏感度与对比度视力检查

一、关于对比敏感度

　　WHO 于 2003 年在瑞士日内瓦组织召开的会议上提出以"日常生活视力"代替"最好矫正视力",这对视力损害评估有了新的要求,也具有更为先进的意义。在眼外伤的法医学鉴定实践中,亦有学者提出了"最好矫正日常生活视力"。值得注意的是,尽管"日常生活视力"关注的是受试者的视觉质量,更加接近受试者的日常生活状态,但现行人体损伤程度及伤残等级鉴定标准中均未纳入此概念,亦无相关标准条款或技术规范的具体规定,其中重要的原因就是其操作层面的问题。如何科学、准确地评估"日常生活视力",并将其应用于鉴定实践,将在今后很长一段时期内成为法医学界面临的一道难题。

　　目前,传统视力表视力是临床上应用最普遍、最广泛的评价视觉质量的心理物理学检查方法,但其通常检测视标在高对比度下(通常指对比度≥85%)的视力水平。在日常生活中,人眼辨别物体及物体与其所处背景环境是呈现不断变化的,完成各项活动如阅读、驾驶、人脸识别等对视力的要求也不同。因此传统的高对比度视力表视力并不能充分、全面地反映"日常生活视力"。在实际鉴定中,虽然部分被鉴定人的中心视力在正常范围内,但他们仍然坚持诉称无法清晰分辨视标,多数靠"猜测"。此种情况下,被鉴定人的主观感觉及描述很可能不会对最终的视力评价结果与鉴定意见造成实际影响,因此个别被鉴定人会对鉴定意见产生怀疑甚至引起不必要的争端。

对于一般人群,无视野缺损情况下如中心远视力正常即可满足生活和工作需求,而在某些特殊人群,如飞行员、机动车司机等,仅中心远视力正常可能并不足以应对工作中的各种突发状况。他们需要一种能够模拟现实生活,乃至特殊工作中视觉环境下的视功能的检查手段,临床眼科学经常采用的对比敏感度(contrast sensitivity,CS)检测,即是其中一种较有针对性的方法。

近年来,对比敏感度检查的应用价值越来越受到临床眼科医师的重视。对比敏感度检测通常是在固定空间频率的前提下通过改变视标对比度,检测不同空间频率所对应的对比敏感度,可获得对比敏感度函数(contrast sensitivity function,CSF)或者对比敏感度曲线(图 6-3)。

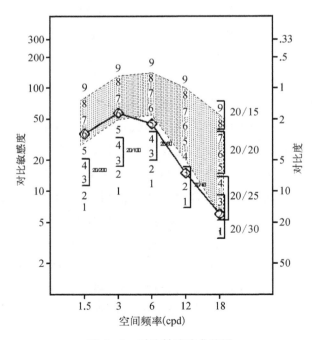

图 6-3　对比敏感度曲线图

在图 6-3 中,横坐标代表空间频率,即视标的大小,空间频率越高,视标相对越小;纵坐标代表对比敏感度值,很显然,在低空间频率时,对比敏感度相对较高,而在高空间频率时,对比敏感度显著降低。图中阴影部分代表同年龄正常人群的对比敏感度正常值范围,该图所显示的被鉴定人,其在高空间频率时对比敏感度已经低于正常值范围,提示有对比敏感度下降趋势。

另一种常用的对比敏感度检测方法则是分别在不同水平固定视标对比度的条件下,通过检测人眼在该对比度下最小可分辨视角而获得相应视力值,该方法与传统视力表视力检查的基本原理和方法大致相同,可测量不同对比度条件下的视力值,即对比度视力(contrast vision,CV)。

对比敏感度及其相关检查技术操作相对传统视力测量要复杂得多,多采用特殊仪器设备,检查结果相对不容易被受试者所理解,加之既往基础与应用研究还不够深入、普及,故现行法医学鉴定技术标准对此多未有涉及,其在法医临床学中的实际应用受到了限制。

前述 WHO 日内瓦会议上对视力检查步骤的具体规定中特别提到视标的对比度问题,会议上还强调低对比度视力可以为白内障、青光眼、视神经病变等眼科疾病的诊断提供更多有意义的信息,并建议对此加以深入研究以增加其在大样本人群视力评估中的应用价值,这些为我国法医学工作者带来了新的研究思路,也为推进对比度视力检查在法医临床学中的应用带来了契机。

二、关于对比度视力

如前所述,对比度视力的检查原理与方法类似于传统视力表视力,所不同的是其在改变视标大小(空间频率)的同时,也改变视标对比度。

　　对比度视力表最早由 Bjurrum 发明,在眼科临床受到了广泛的重视。Berry 使用此表时发现高对比度下视力正常的视神经炎患者存在严重的低对比度视力下降。此后,随着各种对比度视力表的出现,对比度视力被逐渐应用于临床眼科学并受到重视。据报道,对比度视力在多发性硬化(multiple sclerosis,MS)、青光眼、糖尿病性视网膜病变的早期诊断及白内障术后、高度近视 LASIK 术后的观察等方面均具有重要的临床学意义。

　　1999 年,对比度视力表首次引入国内眼视光学界,其原理和方法为国内同行所重视。目前国内研究多利用对比度视力检查进行白内障人工晶体植入术和近视患者 LASIK 术前、术后视觉质量评估。在儿童弱视的诊断及治疗效果评判中,对比度视力检查也体现出一定的优势。有研究通过检测 18 例正常儿童及 25 例弱视治愈儿童的对比度视力发现,临床认为已经治愈的弱视眼(高对比度视力恢复至正常水平)在低对比度下的(25%、10%、5%)视力仍明显低于正常儿童,提示仍需进一步治疗。

　　除临床眼科学,对比度视力在评估某些特殊岗位从业人员的视觉功能中亦有重要价值。有学者发现在轻度急性缺氧条件下,飞行人员对比度视力平均下降率与缺氧后心率变化率、血氧饱和度平均值明显相关(P<0.05)。而在一项对某潜艇航行期间部分艇员进行的对比度视力检测,结果发现,27 名艇员在航前和航行第 7 天的 92%、52%对比度条件下的对比度视力差异无统计学意义(P>0.05),航行第 7 天 30%对比度视力明显低于航前(P<0.05)。还有人研究了视力正常的特殊兵种人员在不同亮度背景、不同对比度条件下的视力变化规律,以评估对比度视力在军队体检中的重要意义。结果显示:100%和25%对比度时,视力值随亮度增加而显著增高,高亮背景下视力值最佳,10%和5%对比

度时,暗背景视力明显低于正常亮度和高亮背景组;另外,波前像差会影响低对比度视力。

三、对比度视力的法医学应用

根据对比度视力的研究现状,其在多数人的变化是具有规律的。如司法部司法鉴定科学技术研究所课题组对一组志愿被鉴定人的不同低对比度视力与传统视力表视力(高对比度视力)的相关性进行了对比研究,结果如表 6 - 1 所示。

表 6 - 1　不同对比度下视力对比表

100%	25%	10%	5%
1.524 2	1.118 1	0.658 6	0.334 9
1.428 8	0.961 3	0.585 4	0.269 4
1.068 4	0.679 9	0.472 3	0.210 3

由此可见,随着对比度的下降,视力逐步降低是客观规律,若检查结果不符合此种规律,即可判定被鉴定人很可能伪装视力降低。司法部司法鉴定科学技术研究所进一步对各种视力水平的被鉴定人进行了对比度视力的检验,如表 6 - 2 所示。

表 6 - 2　不同对比度下视力对比表

100%	25%	10%
0.21	0.11	0.07
0.36	0.26	0.12
0.52	0.35	0.18
0.62	0.43	0.23
0.69	0.48	0.27

100％	25％	10％
0.86	0.61	0.34
0.94	0.67	0.39
1.06	0.74	0.45
1.31	0.89	0.53
1.48	1.07	0.63

　　图 6-4 是一例对比度视力曲线图，100％与 25％对比度下视力水平相当，10％与 5％对比度下视力水平也相当，不符合上述客观规律，提示其存在伪装视力降低的情形。

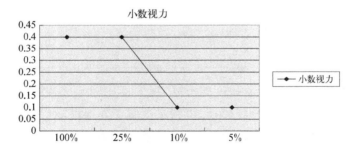

图 6-4　伪装视力降低者的对比度视力曲线

　　除了通过观察对比度视力曲线是否符合一般规律以外，还可考察对比度视力检查结果的重复性，并据此判定是否存在伪装视力降低。图 6-5 是另一例对比度视力曲线图，前后两次检查结果显示，对比度视力曲线差异较大，故判定其很可能存在伪装视力降低的情形。

　　对比度视力归根结底终究属于主观视力范畴，其本身不能完全解决受试者配合程度差异所造成的视力低估问题，若需验证其结果的可靠性，还应联合其他技术手段。视觉电生理技术是法医

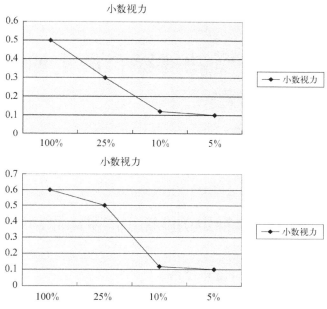

图 6-5 同一伪装视力降低被鉴定人的对比度视力曲线

学界公认的客观视力评估方法。司法部司法鉴定科学技术研究所前期选择扫描视觉诱发电位(sweep visual evoked potentials, SVEP)作为验证对比度视力的客观检验方法,它可以在短时间内快速完成检测并获得受试者的电生理视力值。研究结果显示,对比度视力与相应的电生理视力在不同对比度及不同程度近视中的总体变化趋势一致,充分说明应用扫描视觉诱发电位技术检测不同对比度视力具有一定可行性。

总之,对比度视力检查在眼科学及法医临床学中均展现出了较强的适用性,且很可能成为今后评估视力障碍程度的重要依据,其与多种技术的联合应用在视力评定中应具有较广阔的前景,不同对比度条件下的对比度视力的检测无疑为视力评定注入了新的活力。

第七章 视觉功能综合评定原则与方法

第一节 视觉功能评定的基本原则

一、视力表视力的价值与应用

视力表视力是由被鉴定人做出是否能够"看清"视标的判断，因检验结果高度依赖被鉴定人的心理配合程度，故其检验方法属于心理物理学检验范畴，所获得的检测结果也称为行为视力（又被称为"主观视力"）。迄今为止，行为视力检验仍是眼外伤后法医学鉴定中至关重要的环节，对于能够并愿意配合检验的被鉴定人，行为视力检验结果可以直接作为确认视力水平并形成鉴定意见的依据。以当今的技术方法而论，任何其他检验方法均难以毫无误差地获得被鉴定人的真实视力水平，而只能作为行为视力的印证手段，与行为视力检验结果综合使用，方有其价值与意义。因此，法医学鉴定人应熟练掌握行为视力的检验方法，包括应用前文中所说的伪盲与伪装视力降低的检验方法，不可简单地寄希望于立即出现一种完全客观的、能够精准获知真实视力的检测手段。

当然，由于法医学鉴定所面对的被鉴定人存在特殊的惩罚或求偿心理,伪装或夸大视力障碍程度的现象在鉴定实践中并不少见,单纯应用行为视力检验手段可能不能满足鉴定需求。笔者在一起回顾性分析研究中收集了司法部司法鉴定科学技术研究所司法鉴定中心2年来以视力下降作为主要诉求提起司法鉴定的眼外伤鉴(评)定案件共418例,筛选出最终未采信鉴定时行为视力检验结果作为法医学鉴定意见依据的案件共计54例(12.9%),这一方面说明行为视力检验仍然是眼外伤鉴定中视觉功能评定的有效手段,另一方面也说明在视力评价时不能单纯依赖行为视力检验作为鉴(评)定的唯一方法。如何甄别被鉴定人是否存在伪盲或夸大视力障碍程度的情形,分析视力障碍是否确系外伤引起(外伤与视力障碍之间有无因果关系),就成为法医学鉴定人的重要工作内容。在鉴定实践中,有必要综合应用各种检验技术,尽可能全面分析、客观评价,这也是本书的意义之所在。

进一步分析上述回顾性研究的案例资料,可以发现在行为视力未被采信作为鉴定依据的54件案例中,他人伤害案件最终判定存在伪装视力障碍的比例为60.5%,交通损伤案例最终判定存在伪装视力障碍的比例为31.6%。上述伪装视力障碍包括伪装盲目(本组研究中的盲目是指视力低于0.05)与伪装视力降低(本组研究中的视力降低是指在他人伤害案件中需行损伤程度鉴定时伪装视力等于或低于0.5,在交通事故伤残鉴定中需行伤残等级评定时伪装视力低于0.3,或者在其他各类伤残等级评定时伪装视力低于相应标准构成残级的最低要求),其中,伪盲比例为44.4%,伪装视力降低的比例(55.6%)要高于伪装盲目者。所有判定为伪装视力障碍的均为主诉单眼视力下降者。上述统计结果提示对于外伤后,尤其是他人伤害案件的鉴(评)定中,行为视力检验发现单眼视力下降者尤应注意鉴别是否存在伪装或夸大。

近年来,司法部司法鉴定科学技术研究所在行为视力的检验方面进行了有益的探索,例如研究发现,对比度视力与传统视力表视力有着良好的相关性,通过改变视标的对比度,改变了传统视力表仅依据视标的大小测量视力的单一手段。此外,笔者建议司法鉴定人还可以采用诸如汉字视力表等其他行为视力检验手段,提高被鉴定人伪装视力降低的难度,最终提高行为视力检验结果的可采用性。

综上所示,笔者认为在眼外伤的司法鉴定实践中,鉴定人应重视行为视力检验的实施与结果评价,但应注意采用适当的方法,必要时可采用重复检验的方法,观察结果的重复性及其与其他资料所反映视力情况的吻合性,以分析、判断被鉴定人的依从性和配合程度。对于重复性与吻合性差的,应注意鉴别,必要时应与被鉴定人进行适当的沟通与说明,在取得较为翔实的资料和进一步证据以后,可重复进行行为视力的检验,此时可能取得更为可信的结果。

二、临床诊疗过程反映的眼损伤与视力情况

上述回顾性研究中,通过对送鉴病历材料所反映的诊疗过程中有关伤者的眼部伤情与视力检验结果记录的仔细分析,认为伤者临床诊疗过程中的伤情及视力水平与鉴定过程中所检见的行为视力显然不相吻合,包括不符合损伤后病理生理与临床表现的转归规律,不能用损伤及其并发症、后遗症合理解释视力下降的原因,从而对鉴定中行为视力检验结果产生合理"怀疑",最终未采信行为视力检验结果的案例占所有未采信鉴定中行为视力检验结果案例总数的 16.1%。

由此可见,鉴定人有必要全面采集被鉴定人外伤后的诊疗病

历,从中发现关于眼外伤就诊情况与当时的视力检验结果信息,对于外伤后视力水平波动过大或伤后(治疗后)临床记录的视力水平明显高于鉴定中行为视力检验结果,又不能用合理的理由(如出现新的损伤并发症等)加以解释的,在形成鉴定意见时即应"排除"行为视力检验结果,或者通过其他手段进一步甄别有无伪装情形,若可能也可进行客观视力的推断。

在鉴定过程中,对病历信息的回顾虽然看似简单,却是鉴别有无伪装、夸大视力障碍情形的有效手段,对鉴定后出庭质证也能提供很大的帮助。

三、鉴定过程中全面、系统的眼球结构检查

眼球结构检查是眼外伤法医学鉴定与视觉功能评定中的重要一环。眼球结构与视觉功能之间存在紧密联系,而且是有一定规律可循的,外伤所致眼球结构和眼附属器改变都有可能严重影响视力,全面、系统的眼部检查可以为视力评定提供直接依据,司法鉴定人要掌握这方面的知识,具备初步分析和判断的能力,在遇有判断困难时,可邀请临床专科医师提供意见。

在鉴定实践中,常见的对视力影响较大且易与外伤混淆的病变主要包括高度近视、年龄相关性白内障、青光眼、各种病因引起的黄斑变性与视网膜视神经病变等。其中,高度近视者眼球可发生一系列不可逆的结构改变,包括眼轴增长、前房加深、晶体厚度增加、玻璃体混浊及后脱离、后巩膜葡萄肿、视网膜萎缩变薄(常以黄斑区最为显著)、脉络膜新生血管形成、黄斑裂孔、视盘周围脱离等,这些在中国人中发病率较高,尤其容易引起争议,须高度重视。部分高度近视者的眼球在无外力或仅有轻微外力作用时即可发生视网膜脱离、黄斑裂孔等并发症,会进一步增大检案难度。因

此,各种眼球结构检查技术对于合并高度近视的眼外伤案件具有特别重要的意义。其他影响视力的眼外伤如外伤性白内障、视神经挫伤、继发性青光眼等多可检见眼球结构的损伤性改变,较易与自身疾病鉴别,但须注意考察是否存在原有基础病变,勿将基础病变所造成的功能障碍完全"计算"到损伤后果之中,加重相对方的法律责任。除上述眼病外,白内障、青光眼、视网膜脱离等病变还可并发其他各种病症,且发生率有明显上升趋势,要准确分析、客观评价其发生与外伤和本身眼病之间的关联性。

在鉴定实践中,鉴定人还需注意比对被鉴定人提供的病史材料中的眼科检查结果及其所反映的有价值的信息,全面分析、综合判断眼部结构改变是否确系由外伤引起。对于难以获得伤前视力检查记录或隐瞒眼部病史者,可根据眼球结构检查结果推断其伤前视力,或者据此验证行为视力检验结果的可靠性。

笔者总结眼球结构检查对于法医学鉴定的重要意义在于:① 按照严格的医学标准和法医学标准,对临床的眼外伤诊断进行必要的确认;② 甄别是否存在足以导致视力障碍的眼球结构损伤性改变;③ 鉴别有无可能影响视力的眼病;④ 鉴别有无可能影响视力的陈旧性眼部损伤。

上述回顾性分析研究中,法医学检验未发现任何足以导致影响视功能的眼球结构损伤性改变(或病变)或经检验、分析、判定后确认为自身病变(陈旧性损伤)为根本因素的共计占 60 眼(96.8%),这些发现为最终决定是否采信行为视力检验结果作为鉴定依据提供了重要的支持和关键的证据。

进一步分析可以发现,被鉴定人前、后节各种眼病均可能与损伤发生混淆。本组存在自身眼病(或陈旧性损伤)共计 30 眼(48.4%),比例接近总数的一半。提示鉴定人应具备较强的临床眼科学的理论与技术功底,熟悉或了解各种眼球结构检查技术或判定方法,懂得结果评价的基本原则,能够熟练鉴别各种常见眼病。当然,对于初学者,随时向有经验的鉴定人或临床眼科专家请教,也能极大地提高鉴定水平。

四、视觉电生理技术

视觉电生理技术作为国际上公认的具有客观反映视觉传导通路功能的技术,已广泛应用于法医临床眼损伤鉴定,在鉴定人无法凭借常规的眼球结构检查及临床病史对被鉴定人的视力水平做出准确评估时可发挥重要作用。目前,法医临床学最常用到的视觉电生理技术是视觉诱发电位(VEP)技术。VEP包括图像视觉诱发电位(P-VEP)、扫描视觉诱发电位(S-VEP)和闪光视觉诱发电位(F-VEP)等。如前文所述,PVEP的P100波幅与视敏度具有良好的相关性,通过建立两者相关性方程可以获得电生理视力,与行为视力比较,据此验证、"推断"被鉴定人的真实视力水平。S-VEP因具有多种空间频率条栅刺激,较图像视觉诱发电位能更准确地评定视力,且其检查时程短,被鉴定人更易接受配合。F-VEP不受屈光状态及屈光间质混浊等因素的影响,但对视力水平的判断价值有限,通常仅用于弱光感或无光感者的检查。

上述回顾性分析研究中,进行视觉电生理检验后在鉴定意见形成时未采信行为视力检验结果的共计31例(眼),以P-VEP为主要检验手段(30眼)。其中13例系综合眼球结构检查的阴性结果做出被鉴定人为伪装视力降低(或伪盲)的判断。同时,本组中另有4例(占行电生理检测总数30眼的13.3%)因被鉴定人在检验时不够配合,P-VEP检查结果不满意。由此提示我们以下几点:① 虽然视觉电生理技术属客观检测手段,但被鉴定人的依从性与对检查的配合程度对检验结果同样非常重要。当然,被鉴定人在检查过程中的不配合也能够给鉴定人的判断带来有用的信息,但鉴定人在鉴定中若采用视觉电生理技术时,仍应对被鉴定人的配合程度加以密切关注。② 虽然 VEP 本身是一种客观的技术方法,但对波形的分析仍依赖检查者的经验,这导致对检验结果的评判具有一定的主观性,因此在鉴定时还要根据全面的眼球结构检查结果进行综合分析,一般不能仅依据视觉诱发电位一项结果就匆忙下结论。

近年来随着多焦视觉电生理技术的进步,司法部司法鉴定科学技术研究所尝试采用多焦视网膜电图(mfERG)作为新的评估视力水平的技术手段。传统全视野视网膜电图(ERG)不受眼球注视影响,其结果直接反映视网膜功能状态;mfERG 可同时反映多个部位的视网膜功能,检测全视野视网膜电图不能发现的细微病变,但检查时对注视程度要求较高,需要考虑被鉴定人是否配合检查。在实际鉴定中,鉴定人可根据需要针对不同眼部损伤和病变选择不同的视觉电生理技术,必要时联合运用不同的手段,达到取长补短的目的。

五、有关视力评价方法的总结与展望

眼外伤鉴定及其视觉功能评价是一项复杂的系统工程。对于外伤后主诉视力降低(尤其单眼视力降低)的案例,在鉴定中应注意综合应用各种检验技术手段,全面分析各种有价值的信息,综合分析、评判外伤所致视力障碍程度。

(1)通过对案情与伤情材料全面的分析,充分了解损伤部位、致伤方式、成伤机制,是准确鉴(评)定的前提条件。

(2)通过详细审阅完整的临床病史资料,准确把握外伤所致伤情(病变)的转归和演变,是科学、客观鉴(评)定的基础。

(3)通过系统的眼球结构检查,明确被鉴定人是否存在眼部损伤以及损伤是否足以导致视力障碍,是准确鉴(评)定的关键。

(4)对于行为视力检验结果存疑的,正确选择应用视觉功能的客观检验手段(如视觉电生理技术),是提高鉴(评)定水平的重要环节。

(5)具有眼科学的基础知识和一定的诊断能力,能够掌握检验技术或者阅读检验报告,识别常见的可能导致视力障碍的眼部疾病,并根据眼部病变程度分析可能的视力障碍程度。

总之,鉴定人对各项检验结果的判定应非常慎重,切不能以偏概全。

行为视力检验说到底是一种心理物理学方法,视力表视力法只是行为视力检验中最基本的手段,但仍然是鉴定中不可或缺的重要环节。鉴定人在检验中掌握一定的心理学知识,具备熟练的检验操作能力和丰富的临案经验,能够分析被鉴定人伪装的心理学原因并适时进行有效沟通,必要时可以采用诸如雾视法、棱镜片法、变换测试距离法等心理物理学伪盲(伪装视力降低)的检验、鉴别方法,可有望提高行为视力检验的准确性。

综上所述,法医学鉴定人有必要重视法医学与眼科学专业知识和技能的学习,掌握各种检验技术手段,不断在检案过程中汲取经验,提高眼外伤视力障碍的鉴(评)定能力。

六、眼外伤后视野缺损的检验与评价

眼外伤后视野缺损虽然并非如视力障碍一样常见,但在鉴定实践中可能更为困难,也成为困扰相当部分鉴定人的难题。在本书前文中已有述及,在此不再重复、赘述,现仅就需要强调的原则问题做如下强调与说明。

　　从事眼外伤后视觉功能评价的司法鉴定人的鉴定工作从本质上来说,是对外伤后果的评价,而这种评价的基础是临床治疗的效果(当然是指系统而规范的、在当时医疗水平下可以达到的治疗效果,存在不配合临床诊疗或者诊疗过错等情节则不在此处讨论范围之内),鉴定人应当依据现有医学标准(包括法医学标准)对临床诊断与治疗结果进行"复核"与"认定"。因此,在临床诊疗过程中并未提出的症状以及未见记载的体征,在鉴定时首次提出或者发现,一般不宜直接作为鉴定依据。由此可见,若在外伤诊疗过程中并未见视野缺损记载的,若被鉴定人以此为诉求提出要求检验、鉴定的,鉴定人应审慎对待,原则上应要求其在临床医疗单位进行必要的诊疗,达到治疗终结的,方能对其进行相关的检验、鉴定。

　　对于确有视野缺损的,与视力障碍相同的是,同样应首先进行行为视野的检验。如前文主诉,当前的行为视野检验多采用计算机视野计。计算机视野计在进行中心视野检测时通常会设置一定的假阳性与假阴性检测程序,OCTOPUS 计算机视野计还会提供检测结果的信赖度值(RF,只有当该值小于 15 时,检验结果才是相对可信的),司法鉴定人务必注意提高审读视野检查结果的能力。此外,计算机视野计多包含多种检测程序,虽然不同程序的测试重点与结果呈现会有一定差别,但还是会有较高的吻合性与相关性,司法鉴定人可有效地利用不同的测试程序,提升视野检测结果的可采信性。

　　与视力障碍一样,损伤后出现视野缺损的也应注意进行对眼球结构的检查,明确损伤基础。尤其应当注意的是,因青光眼(尤其正常眼压性青光眼)造成视野缺损而患者本人因症状并不显著毫不知情的并非罕见,在视野缺损的鉴定中尤应注意鉴别。传统计算机视野计主要通过投影屏上显示光标及眼球追踪系统进行固视监视，其缺点是视网膜对应不稳定、不可靠。而新型电脑微视野计能够通过眼底追踪系统直接将光标投射到相应眼底区域，实现真正意义上的视网膜对应区域检验，具有其优势，有研究表明其与黄斑区视网膜功能包括中心远视力密切关联。

对于虽然主诉视野缺损、行为视野检查阳性，但又缺乏眼球结构损伤基础、也未发现相应眼病的被鉴定人，可以考虑行多焦视网膜诱发电位（mfVEP）。据研究，mfVEP可用于视网膜对应区域视敏度的验证，与视野计所反映的视敏度可具有较好的相关性。据报道，有司法鉴定人曾应用mfVEP进行了一例偏盲的鉴定，计算机视野计与多焦视觉电生理结果高度吻合。

实际上，伪装视野缺损的案例远较伪装视力障碍者为少见，在鉴定中通过重复计算机视野计等行为视野检查、考察其重复性等方式也能获得比较良好的鉴定效果，司法鉴定人只需严格按照上述操作程序进行检验、鉴定，一般不难识别伪装与夸大的情形。

第二节　视觉功能评定结果的应用与表述

法医临床学鉴定中，无论在损伤程度鉴定、伤残等级评定，还是在休息期、护理期、营养期评定或者伤病关系鉴定中，均可能涉及视觉功能检验和评定，尤其在$50\%\sim70\%$的各类眼外伤案件鉴定中，视觉功能评定结果往往成为定案的关键依据。法医学司法鉴定人遵循适当的技术规范与标准，应用相应的技术和方法，得出视觉功能评定结果，此时如何做出合理、适当的表述，就显得至关重要。

按照《视觉功能障碍法医鉴定指南》，视觉功能评定过程可以粗略地分为主观视功能检验、眼球结构检查以及客观视功能检验（主要指视觉电生理）三个步骤。理论上来说，三个步骤的检验结果应当达到高度一致甚至完全吻合，但在实际鉴定中，经常不能做到。鉴定人应当区别不同的视觉功能检验结果，根据具体案件情况，加以应用并准确地在鉴定意见书中予以表述。

一、主、客观检验结果基本相符的情形

如在对某个被鉴定人的检验中发现，其伤眼主观视力（如视力表视力，也称行为视力或者心理物理学视力）可以达到正常水平，眼球结构检查未发现足以导致视力损害的损伤性改变，客观视力（如电生理视力）也与健眼对称，即符合此种情形。实际鉴定中，若主观视力超出标准规定的下限（如人体损伤程度鉴定中单眼损伤伤眼视力高于 0.5，道路交通事故伤残评定中单眼损伤的伤眼视力在 0.3 以上），可仅根据需要进行眼球结构的初步检查，而不必再进行全面的眼球结构检查，也无须进行客观视力的检验。

又如在对另一被鉴定人的检验中发现，其伤眼主观视力差（如视力表视力降低至无光感），而眼球结构检查发现其存在足以支持该视力损害的损伤基础（如伤后当时明确诊断视神经挫伤，鉴定时检见其后遗视神经萎缩，查体发现伤眼瞳孔直接对光反射消失，RAPD 征阳性等），也可符合此种情形。鉴定实践中，若遇有主观视力检验与眼球结构检查结果互相吻合，可直接认定其主观视力为实际损害结果，不必再进行客观视力的检验。

在鉴定意见书的"分析说明"部分，鉴定人通常可以表述为：鉴定过程中检见被鉴定人主观视力基本正常或者接近正常范围，眼球结构未见存在明显损伤性改变（或未见足以引起视功能严重障碍的损伤性改变），上述主、客观检查结果可以互相印证，主观视

力检验结果可以认定。或者表述为：鉴定过程中检见被鉴定人主观视力严重损害，眼球结构检查显示其存在足以导致视力损害的损伤基础，且视觉电生理检验（也可包括伪盲试验）结果与主观视力相互印证，故其视力严重损害应予认定。

二、主观视功能与其他检查结果不相符合的情形

如在对某个被鉴定人的检验中发现，其伤眼主观视力差，但眼球结构检查未发现足以支持该主观视力的损伤基础，客观视功能检验也提示其存在较好的视力。此时，鉴定人应摒弃主观视力，在可能的情况下采用客观视力检验结果，或者放弃以主观视力鉴定损伤程度、评定伤残等级。

目前情况下，客观视力检验主要依赖视觉电生理检验（主要是指视觉诱发电位），其检验结果并不能非常准确地反映被鉴定人的实际视力水平，至多是一种粗略的估计（如确定被鉴定人在多大的概率下其视力水平处于怎样的范围），故直接以客观视力检验结果作为鉴定依据尚需谨慎。

在鉴定意见书的"分析说明"部分，鉴定人通常可以表述为：鉴定过程中检见被鉴定人主观视力存在明显下降，但眼球结构检查未见足以导致视力障碍的损伤基础，客观视力检验（如视觉电生理）与主观视力检验结果不能相互印证，故不宜直接依据主观视力检验情况评定损伤程度（或者伤残等级）。

三、主、客观视功能检验结果相符而与眼球结构检查结果不相符的情形

如在对某个被鉴定人的检验中发现，其伤眼主观视力差，客观视力检验结果也提示其视力水平低下，但眼球结构检查结果未发

现足以支持该视力损害的损伤基础。此时,鉴定人应注意复查主、客观视力检验,观察结果的重复性,避免人为误差或检查合作方面的问题,同时应注意考察损伤后临床诊疗期间视力检验情况,若复查结果重复性好且与临床诊疗情况不相悖,在伤残等级与休息期、护理期、营养期评定等民事赔偿案件中,可酌情使用视力检验结果作为评定依据,而在损伤程度鉴定等涉及定罪量刑的刑事案件鉴定中,仍应注意避免高估损伤程度的情况出现。

附录：视觉功能障碍法医鉴定指南

司法部司法鉴定管理局 2011 年 3 月 17 日发布实施（SF/Z JD 0103004—2011）

1　范围

视觉功能障碍法医学鉴定指南（以下简称"指南"）规定了视觉功能障碍检验和评估的基本原则、要求和方法。

本指南适用于各类人身伤害刑事、民事和行政诉讼案件中涉及视觉功能障碍的法医学鉴定，其他需要进行视觉功能检验和评估的法医学鉴定亦可参照执行。

2　定义

本指南采用以下定义。

2.1　视觉功能 visual function

视觉功能是眼的主要功能，其作用在于识别外物，确定外物以及自身在外界的方位。视觉功能包括形觉、光觉、色觉等。主要通过视力、视野、双眼视、色觉等检查以评估视觉功能状态。

视力和视野是法医学鉴定中常用的评估视觉功能的指标。

2.2　视力 visual acuity，VA

视力,也称视锐度、视敏度,系指分辨物体表面两点间最小距离(夹角),用于识别物体形状的能力。

视力包括远、近视力。

正常情况下,视锥细胞主要聚集于眼球的眼底后极部黄斑中心凹,该区域的视敏度最高,故黄斑中心凹的视敏度又称为中心视力。

中心远视力,简称远视力或视力,是法医学鉴定中评价视敏度最常用的指标。

推荐使用国际标准视力表作为评价远视力的检查工具和记录方法(1929 年国际眼科学会通过统一用 5 米距离和小数记法,故也称小数视力)。

推荐使用标准近视力表(或 Jaeger 近视力表)。常规是在充足照明下,放在距眼 30 cm 处进行检查;若近视力较差,可移近距离至能够分辨为止,但必须同时记录实际距离。

2.3　视力障碍 visual impairment

通常系指远视力障碍,有广义和狭义之分。广义的视力障碍即指视力较正常降低;狭义的视力障碍则指远视力降低至低视力或盲目程度。

2.4　视野 visual field

眼球正视前方一固定目标,在维持眼球和头部不动的情况下,该眼所能见到的空间范围称为视野。视野的大小通常以圆周度表示。

正常视野类似不规则的椭圆形,颞侧最大,下方次之,鼻侧因有隆起的鼻背遮挡而稍小,上方因有上眼睑遮挡为最小,中心偏颞侧有一竖直椭圆形生理盲点。

2.5 视野缺损 visual field deficiency

若受检眼视野的周界缩小或视野的范围内出现不能看见的盲区，则属于视野缺损。依据视野缺损的大致形态特征，可分为向心性缩小、象限性缺损、偏盲、生理盲点扩大等。

视野缺损的程度可通过视野检测进行评估。

2.6 双眼视觉 binocular vision

双眼视觉不仅具有两眼叠加的作用，可降低视敏度阈值，扩大视野，消除单眼视野的生理盲点，更可以形成立体视觉，使主观的视觉空间更准确地反映外在的实际空间。故双眼视觉优于单眼视觉。

双眼视的实现分为三个层次：第一级是同时视，即每眼都能同时感知物像；第二级是平面融像，即两眼物像能在同一平面融合为一；第三级是立体视觉，即能产生三维空间的深径觉。

3 鉴定原则

3.1 基本原则

视觉功能障碍的法医学鉴定应运用临床眼科学、视觉科学和法医学理论和技术，结合司法鉴定实践，在客观检验的基础上，全面分析，综合判定。

对于被鉴定人自述伤后出现视觉功能障碍，鉴定人应根据眼器官结构的检查结果，分析其损伤性病理学基础。对于无法用损伤性质、部位、程度等解释的视觉功能障碍，应排除损伤与视觉功能障碍的因果关系；对于与自身疾病（或病理基础）以及认知功能障碍有关的视觉功能障碍，应分析伤病关系，必要时说明损伤参与度。

3.2 鉴定步骤

3.2.1 审查鉴定材料（包括病史）

首先应详细了解外伤史。需要采集的材料包括：（1）受伤时间、致伤物和致伤方式;(2)受伤后的主要症状和体征;(3)受伤后主要的诊疗经过。

应了解伤前眼科病史(包括视觉功能情况),必要时应询问家族性疾病史、全身疾病史及用药史。

3.2.2　视觉功能检测

按被鉴定人主诉视觉功能障碍的情况,检查其视力、视野等视觉功能情况。

3.2.3　眼部结构检查

按先右眼、后左眼,或者按先健眼、后伤眼的顺序,依次进行眼附属器、眼球前段、眼球后段结构的检查。其中裂隙灯显微镜检查、眼底检查等需在暗室内进行。在必要时选择进行屈光、眼压、前房角、眼球运动、眼球突出度、双眼视、泪道、眼影像学等有针对性的检查。

应实时、客观、全面记录检查结果;有条件的应对检查结果摄片存档,以备复核。

3.2.4　伪盲或伪装视力降低的检验

对于疑有伪盲或伪装视力降低情况的,可选择进行相应伪盲或伪装视力降低的检查。

需鉴别伪盲或伪装视力降低的,还可以参考视觉电生理的检验结果。

3.3　结果评价

认定为损伤导致视觉功能障碍的,其障碍程度应与原发性损伤或者因损伤所导致的并发症、后遗症的性质、程度相吻合。

认定为损伤导致视觉功能障碍的,其障碍程度应与伪盲或伪装视力降低检验的结果和/或视觉电生理的测试结果相吻合。

认定为损伤导致视觉功能障碍的,应排除本身疾病或病理基础的影响。

3.4　鉴定时机

视觉功能障碍的鉴定，原则上应在损伤或因损伤所导致的并发症、后遗症医疗终结后方可进行。

上述医疗终结系指经临床医学一般原则所承认的医疗措施实施后达到临床效果稳定，即眼部损伤症状消失或稳定，眼部体征及视觉功能情况趋于相对固定。

一般而言，较轻的或不遗留明显视觉功能障碍的眼部损伤，鉴定时机可适当提前；若存在视觉功能障碍或将以视觉功能障碍为依据评定损伤程度或伤残程度的，推荐其鉴定时机为损伤后 3～6 个月以后。

附录 A
（规范性附录）
视觉功能障碍检查

A.1　眼部结构的一般检查

视觉功能障碍的法医学鉴定通常以视觉功能检查结果作为评定依据，同时应重视损伤基础（也即损伤性结构改变），故对眼部结构进行检查具有其重要性和必要性。

A.1.1　外眼的检查

A.1.1.1　眼眶、眼睑、眼位、眼球活动及结膜

（1）眼眶：疑有眶壁骨折的，应检查两侧眼眶外观是否对称，有无眼眶塌陷或其他畸形，眶缘触诊有无骨质缺损、压痛或肿物，有无台阶感。

（2）眼睑：存在眼睑损伤的，在损伤早期应重点观察、测量并记录眼睑皮肤有无红、肿、表皮剥脱、皮下淤血、皮肤异物、皮肤创

口或缝合创等改变。损伤愈合以后,重点观察、测量并记录眼睑皮肤有无瘢痕形成、色素改变,眼睑有无缺损、内翻、外翻或其他畸形,两侧睑裂是否对称,睫毛排列方向是否正常,有无上睑下垂或眼睑闭合不全。

遗留上睑下垂的,需测量并比较双眼平视前方时睑裂的宽度,以及上睑缘遮盖瞳孔的程度(如记录为:左上睑缘遮盖瞳孔上缘下 1 mm),并检查提上睑肌肌力。遗留眼睑闭合不全的,应记录闭眼时残余睑裂的宽度以及闭眼时有无角膜暴露。

(3)眼位:疑有眼位异常的,可采用角膜映光法检查第一眼位。必要时,可选择同视机进行主、客观斜视角等检查。

(4)眼球运动:存在眼位异常和/或疑有眼球运动障碍的,检查眼球活动情况,观察两眼球活动是否对称,眼球各方向(鼻侧、颞侧、上方、下方及鼻上方、鼻下方、颞上方、颞下方等八个方向)转动有无障碍及其程度。

(5)眼球突出度:疑有眼球内陷或萎缩的,可采用目测法或 Hertel 眼球突出度计测量眼球突出度。

(6)结膜:损伤早期,应观察有无结膜挫伤或裂伤、有无结膜水肿或充血、有无球结膜下出血、有无异物存留等。损伤愈合以后,应检查结膜有无充血、瘢痕、睑球粘连、异物存留及假性胬肉,观察分泌物性质。

A.1.1.2　泪器

疑有泪器损伤的,可进行泪小点、泪小管和泪液分泌的检查。

泪器功能的检查方法有荧光素钠试验、泪膜检查、泪道冲洗及 X 线碘油泪囊造影。

A.1.1.3　眼压

对于疑有眼压改变的,应行眼压测定。眼压测定的方法包括:

指测法、压陷式眼压计测量法、压平式眼压计测量法、非接触眼压计测量法等。

A.1.2　眼前段检查

眼前段检查的主要工具有聚光手电及裂隙灯显微镜。手电照射常采用斜照法。裂隙灯显微镜检查常用直接焦点照明法，将灯光焦点与显微镜焦点联合对在一起，将光线照射在结膜、角膜、巩膜、前房、虹膜、瞳孔区，将焦点后移，可观察晶状体及前 1/3 玻璃体内的病变。

A.1.2.1　角膜

观察角膜大小、弯曲度、透明度及表面是否光滑、透明。急性损伤或病变时，应观察角膜有无异物、上皮剥脱、擦伤痕、水肿、溃疡、裂伤、破裂、角膜后沉着物（KP）等。损伤或病变愈合后，应观察是否遗留角膜混浊、角膜瘢痕、新生血管形成、角膜后沉着物（KP）、铁锈症、铜锈症等。

A.1.2.2　巩膜

观察巩膜有无充血、压痛或结节形成，有无巩膜破裂。

A.1.2.3　前房

以裂隙灯显微镜观察时，可将光束由正前方投入，估计角膜后面与瞳孔缘部虹膜表面的距离，以检测前房深度。观察房水有无渗出、积血、积脓，有无 Tyndall 现象等。

前房积血时，应观察积血平面的高度和血液颜色。

A.1.2.4　虹膜

观察虹膜的颜色、纹理、有无新生血管、色素脱落、萎缩、结节，有无粘连，有无根部离断、虹膜缺损及虹膜震颤。

A.1.2.5　瞳孔

观察两侧瞳孔是否圆形、等大，位置是否居中，边缘是否整齐。

检查瞳孔反射：(1) 直接对光反射：在暗室内用聚光手电或裂隙灯显微镜光束照射受检眼,另一眼则严密遮盖,观察受检眼瞳孔有无迅速缩小的反应。(2) 间接对光反射：在暗室内用聚光手电或裂隙灯光照射受检的对侧眼,避免受检眼受到光照,观察受检眼瞳孔有无迅速缩小反应。(3) 集合反射：嘱被检者注视 1 米远的手指,然后迅速将手指移近至 15 cm 处,观察两眼瞳孔有无缩小。

A.1.2.6 晶状体

可以裂隙灯显微镜观察有无晶状体混浊,混浊的部位和程度,有无晶状体脱位和半脱位。

A.1.3 眼后段检查

应用直接检眼镜或双目间接检眼镜,可检查玻璃体及眼底。

A.1.3.1 玻璃体

将直接检眼镜的镜片转盘拨到 +8.0 至 +10.0Ds,距受检眼 10 cm 至 20 cm,观察瞳孔区的反光颜色及有无黑影的数量、形状以及黑影的移动方向,观察有无因外伤或疾病引起玻璃体渗出、出血以及支架组织的破坏,出现条索牵引。用裂隙灯显微镜或超声生物显微镜检查有无玻璃体进入前房或虹膜后。

A.1.3.2 眼底

将直接检眼镜的转盘拨到"0"处,距受检眼 2 cm 处,将光束投入被鉴定人瞳孔区,然后拨动转盘并调节与受检眼的距离直到看清眼底为止。观察视盘(视乳头)大小、颜色、形状、边界是否清楚,视杯、视盘的比例,视网膜血管的管径粗细、颜色、动静脉比例、轴反射情况、有无搏动及交叉压迫征,视网膜有无水肿、脱离、裂孔、出血、渗出、色素沉着或脱失及其形状、数量及黄斑区色泽、中心凹光反射等情况。

为提高眼底检查的准确性和检查范围,对无禁忌证的可行扩瞳检查。也可用间接检眼镜等方法进行眼底检查。

A.2　行为视力的检查

运用国际通用远视力表。指定视标,嘱被鉴定人读出。根据其读出的最小视标确定为其视力。因属心理物理学检查,也称行为视力(或主观视力)检查。

A.2.1　裸眼视力

A.2.1.1　准备

目前国内常用"E"字形视力表(少数视力表采用诸如"C"字形、图案、数字、字母等视标)。检查距离一般为 5 米;检查室距离不足 5 米时,可采用平面镜反光的方法延长检查距离。视力表的悬挂高度应以 1.0 行与受检眼等高为宜。表的照明应均匀无眩光,光照度为 300~500 勒克斯(lux)。

若采用视力表投影仪,则可按使用说明书的要求,检查距离一般为 3 至 6 米。

A.2.1.2　检查

眼科检查常规为先查右眼、后查左眼;也可先查非鉴定眼,后查鉴定眼。

戴镜者先测裸眼视力,然后测戴镜视力并记录矫正镜片的度数。以遮眼板遮盖一眼,查另一眼裸眼视力。自较大视标开始,在 3 秒钟内准确指出视标(缺口)的方向。待该行视标均被正确指认,可向下换行;若该行视标一半以上不能正确指认,应向上换行。

若被鉴定人不能辨认最大视标的方向,则令被鉴定人逐步走近(最小距离为 1 m)视力表,直至能够辨认视标方向为止。

若走近至 1 m 时仍不能辨认视标方向,则改为检查其数手指的能力。嘱被鉴定人背光,检查者伸出若干手指,令其说出所见到的手指数。若受检眼不能辨认 1 m 以内的手指数,则检查者改以手在受检眼前晃动,观察被鉴定人能否辨认。若受检眼不能辨认手动,则检查其在暗室内有无辨认光感的能力,多以烛光(或聚光手电)投照受检眼,观察其能否辨认。

有光感视力的,必要时记录九方位(正前方、右上方、右方、右下方、前上方、前下方、左上方、左方、左下方)光定位。

A.2.1.3　记录

将能看清的最小视标代表的视力值记录下来,作为受检眼的视力。若最小视标这一行(如1.0)有部分(未达半数,如2个)视标未能正确指认,可记录下该行视标所代表的视力,并在右上角记录未正确辨认的视标数,以负号表示(如1.0^{-2})。若某行视标(如0.9)全部均能准确辨认,下一行视标(如1.0)中有个别视标也能辨认(未达半数,如2个),则记录均能辨认视标行的数值作为该眼的视力水平,并在右上角记录下一行能辨认的视标数,以正号表示(如0.9^{+2})。

检查数指能力时,若受检眼仅能辨清距受检眼50 cm的手指数,则记录为数指/50 cm(CF/50 cm)。

检查识别手动能力时,若受检眼仅能辨认眼前20 cm的手部晃动时,则记录为手动/20 cm(HM/20 cm)。

检查光感能力时,若能看到光,则记录为光感(LP),必要时记录能够辨认光感的最大距离(如5 m光感或LP/5 m);否则记录为无光感(NLP)。

检查光定位时,依次检查正前方、右上方、右方、右下方、前上方、前下方、左上方、左方、左下方等共九个方位,分别以"+"表示能辨认,"-"表示不能辨认。

A.2.1.4　改变测试距离的视力换算

获知被鉴定人逐步走近视力表能看清视标的最大距离,根据

公式 $V=(d/D)V_0$[V 为被鉴定人待测视力，V_0 为所看清最小视标所代表的视力水平，D 为正常眼看清该视标的距离，d 为被鉴定人看清该视标的实际距离]换算受检眼的视力。例如：3 m 处能看清0.1，则视力为(3/5)×0.1＝0.06。

A.2.2　屈光状态

A.2.2.1　准备

若视力未达到正常水平(或低于鉴定标准规定的起点，如《人体轻伤鉴定标准(试行)》规定的"视力 0.5 以下")，应检查其有无屈光异常，以判断是否需行矫正视力的检查。

A.2.2.2　检查

可用针孔镜检查受检眼的视力，若视力有显著提高(比如提高2 行或以上)时，提示其可能存在屈光异常。

也可用电脑验光仪和/或检影验光法了解有无屈光异常及其大致程度；对存有屈光异常的，行插片试镜，以观察能否提高视力水平。

A.2.2.3　矫正视力

针孔镜视力：若受检眼在针孔镜下视力可获得提高，可记录针孔镜视力。如裸眼视力为 0.3，针孔镜下视力为 0.6，则记录为：0.3，＋针孔镜→0.6。

插片视力：插片试镜后视力有提高者，可记录插片视力。如裸眼视力为 0.3，插－2.00Ds 镜片时视力为 0.8，则记录为：0.3，－2.00Ds→0.8。

对联合球镜和散光镜片插片后视力有提高者，应记录联合球镜和散光镜片及其插片视力。如裸眼视力为 0.3，插－2.00Ds 球面镜片联合－0.75Dc×90 度散光镜片时，视力为 0.8，则记录为：0.3，－2.00Ds－0.75Dc×90°→0.8。

应检查并记录最佳矫正视力(包括针孔镜及插片视力)。

A.2.3　对比敏感度检查

对比敏感度视力检查属心理物理学检查,可以作为行为视力检查结果的参考。

A.3　视野检查

一般先查健眼,后查伤眼;也可先查右眼,后查左眼。疑有伪装视野缺损的,可重复检查,以观察结果的可信度。

A.3.1　对比法视野检查

假定检查者视野完好。检查者与被鉴定人相距 1 m 相对而坐,检查者遮盖右眼,令被鉴定人遮盖左眼,以检查其右眼。嘱被鉴定人右眼固视检查者左眼。检查者伸出左手持一白色圆形试标或手指自颞侧向中心区域缓慢移动,令被鉴定人在右眼余光看见该标志物时即行示意,以比较其视野范围与检查者之间的差异。重复该动作检查上方、下方、鼻侧等四个方向或再增加颞上、颞下、鼻上、鼻下至八个方向。以同法查被鉴定人左眼。若两人同时看但目标或相差不多,表明被鉴定人视野大致正常。

本检查法仅能对受检眼的视野状况进行初步评估,无法准确、定量检查。

A.3.2　手动视野计检查

手动视野计主要用于检查周边视野。一般先将视标由外向内移动,再由内向外移动,以比较两者的结果,必要时可重复检查。

A.3.3　计算机自动视野计检查

计算机自动视野计种类繁多,但原理相同,基本结构如下:
(1) 固定装置　包括固定头部的结构和供被鉴定人固视的注视点;
(2) 视标及移动装置　视标可有不同直径大小(1、3、5、10 mm),临床最常用的为 3 mm 和 5 mm 直径。1 mm 直径的视标主要供检查中心暗点用。在一定情况下,亦可以中心视力好坏作为选择视标大小的参考；(3)照明　在检查过程中照明的强度不能改变,重复检查时条件亦不能改变;(4)记录　通常为自动记录。

A.3.3.1　动态视野检查

动态视野检查是用同一刺激强度光标从某一不可见区(如从视野周边不可见区)向中心可见区移动,以探查不可见区与可见区分界点的方法。动态视野检查的优势在于易行和快速,且能够全面地衡量视野范围,测定周边视野,对法医学鉴定具有重要意义,但在检测视野浅暗点时,敏感性较差。

法医学鉴定时推荐使用 5 mm 直径的视标。

A.3.3.2　静态视野检查

视野缺损可以根据敏感度的消失与降低分为绝对缺损和相对缺损。静态阈值视野检查可以通过对被鉴定人眼光敏感度的检测定量分析视野缺损的程度,主要用于中心视野的检测。检查过程由计算机自动控制。

静态阈值视野测定是指用不同刺激强度的视标在同一位置依次呈现,让被鉴定人感受出所用的最低刺激强度,即测出阈值,常用于相对视野缺损的检测。该方法可以反映视敏度下降的情况,但是测定的可重复性较差,受被鉴定人主观因素影响较大。超阈值静点检查则是用阈值以上的视标刺激检查视野缺损的技术,用于检测绝对视野缺损。法医学鉴定时,视野检查的目的主要是了解视野的大小,一般以绝对视野缺损为依据。

A.3.4　视野缺损的评价

A.3.4.1　影响视野检查结果的因素

(1)年龄:是影响心理物理检查的主要因素。随着年龄的增加,视网膜敏感性逐渐下降,等视线呈向心性缩小。有报道,在 24 岁以后,年龄每增加 10 岁,平均光敏度下降 1 dB。

（2）瞳孔大小：一般要求做视野检查时瞳孔直径大于 3 mm,过小会严重影响视野检查的结果,但过大则会影响视网膜成像的质量。

（3）受检眼的明适应或暗适应程度：明适应状态时,黄斑的功能处于最佳状态;在暗适应状态时除黄斑中心凹外视网膜对光的敏感性有所提高。在做视野检查的时候,受检眼应充分适应视野计的背景照明。

（4）固视情况：在视野检查时,固视的好坏对检查结果精确性影响很大。应采用计算机视野计所附带的固视检测程序。

（5）屈光不正：未矫正的屈光不正不能使光标在视网膜平面形成焦点,检查结果不能代表真实的视野,因此检测时应选择适合的矫正镜。

（6）学习效应：初次接受视野检查者在复查时,等视线常比初次结果略大。但是随着视野复查次数增加,学习效应的影响会变小。

（7）人为因素：如镜片架边缘、矫正镜片、高假阳性率、高假阴性率等,在法医临床学鉴定中应加以充分注意。

（8）检查技术方面：如检查者的经验,应用的视标、背景照明、刺激时间都会影响检查的结果。

A.3.4.2　视野缺损的评价

法医学鉴定标准中所指的视野均为周边视野,因此在鉴定实践中应行周边视野检查并计算其缺损程度。

中心视野检查可以作为复核和评价周边视野的有效手段。

具体计算、评价方法见附录 A。

A.4　伪盲及伪装视力降低的检验

A.4.1　伪盲

这里所说的"盲"系指完全失明（无光感）,也即盲目 5 级。"伪盲"系指伪装失明。

A.4.2　双眼伪盲的检验

A.4.2.1　行为观察

伪盲者对检查一般不合作，或拒绝检查。令被鉴定人两眼注视眼前某处目标，被鉴定人多故意往其他方向看。

又如：双眼伪盲者通过障碍物时一般不会绊脚，而真盲者往往被障碍物绊脚。

A.4.2.2　视动性眼球震颤试验

令被鉴定人注视眼前迅速旋转、画面有垂直线条的视动鼓，伪盲者可出现水平性、快慢交替，有节律的跳动型眼球震颤，即视动性眼球震颤；而真盲者不出现此种震颤。

A.4.2.3　瞬目试验

用手指或棉棒，在被鉴定人不注意时，作突然出现在盲眼前的动作，但不要触及睫毛或眼睑，如为真盲则无反应，伪盲者立即出现瞬目动作。

A.4.3　单眼伪盲的检验

A.4.3.1　障碍阅读法

嘱被鉴定人阅读距离 30 cm 远的横排书报，让头与读物均固定不动；然后在被鉴定人双眼和读物之间置一垂直笔杆，距眼约 10 cm 左右；如仅用单眼必然会因眼前笔杆遮挡部分视线出现阅读障碍；如被鉴定人继续阅读不受干扰，则证明其为双眼注视读物，此"盲眼"应属伪盲。

A.4.3.2　瞳孔检查

伪盲者双眼瞳孔应等大（需排除药物引起的瞳孔扩大）。观察瞳孔对光反射，伪盲眼直接对光反射存在，健眼间接对光反射也存在，但要注意外侧膝状体以后的损害，可不发生瞳孔大小、形状及对光反射异常。

A.4.3.3　瞬目试验

将健眼遮盖,用手指或棉棒,在被鉴定人不注意时,做突然刺向盲眼的动作,但不要触及睫毛或眼睑,如为真盲则无反应,伪盲者立即出现瞬目动作。

A.4.3.4　同视机检查

用视角在 10°以上的双眼同视知觉型画片,在正常眼位,如能同时看到两侧画片,则表示双眼有同时视觉功能,所谓盲眼为伪盲。

A.4.3.5　棱镜片试验

(1) Duane 试验:嘱被鉴定人向前方看一目标,在所谓盲眼前放一6△的棱镜片,棱镜片底可向内或向外,注意该眼球是否转动;如为伪盲,则眼球必向外(棱镜片底向内时)或向内(棱镜片底向外时)运动,以避免复视。

(2) 将所谓盲眼遮盖,在健眼前放一 6△底向下的棱镜片,使其边缘恰好位于瞳孔中央,此时健眼产生单眼复视,然后去掉受检眼前的遮盖,同时把健眼前的棱镜片上移遮住整个瞳孔,如仍有复视则为伪盲。

(3) 让受检眼注视眼前一点,以一底向上或向下的 6△棱镜片置于健眼前,如果被鉴定人出现复视,则为伪盲。

A.4.3.6　柱镜重合试验

又名 Jackson 试验。将-5.00Dc 柱和+5:00Dc 柱镜片两轴重合,此时镜片屈光度等于 0,放于健眼前,查双眼视力,然后转动任何一个柱镜片,使其与另一柱镜片轴呈垂直,则健眼视物模糊,再查视力,若视力仍不变则为伪盲。对于原有屈光不正者,应注意调整球镜片的度数。

A.4.3.7　雾视法

将准备好试镜架的健眼前放一个+6.00Ds 屈光度的球镜片,

所谓盲眼前放－0.25Ds 或＋0.25Ds 屈光度的球镜片，戴在被鉴定人眼前，如仍能看清 5 米远距离视力表上的视标时，则为伪盲。

A.4.3.8　雾视近距阅读试验

又名 Harlan 试验。在被鉴定人健眼前置一＋6.00Ds 屈光度的球镜片，使成为人工近视，令其读眼前 17 cm 处的近视力表，在不知不觉中视力表移远，如被鉴定人读出，则表示为伪盲眼的视力。

A.4.3.9　视野检查法

检查健眼视野，但不遮盖所谓盲眼，如果鼻侧视野超过 60°，则可考虑为伪盲。

A.4.3.10　红绿色试验

用红、绿两色镜片分别置于被鉴定人双眼试镜架上，令其阅读红字与绿字，若红、绿两色均能看出，则为伪盲。

A.4.3.11　意识试验

遮盖被鉴定人健眼，并嘱其二臂半伸屈伸，两手手指分开做接触运动，若被鉴定人故意不能使两手接触则"盲眼"为可疑。

A.4.3.12　"跟随"试验

又名 Schmide-Rimpler 试验。遮盖被鉴定人健眼，并嘱其向前伸出左手，让"盲眼"注视左手手指，移动左手，如"盲眼"不随手动而转动则可能为伪盲。

A.4.4　伪装视力降低

伪装视力降低也即为行为视力检查结果与实际视力不相符合，被鉴定人存在夸大视力下降（但未达无光感）程度的情况。也称为伪装视力降低。

A.4.5　伪装视力降低的检验

A.4.5.1　变换测试距离法

遮盖健眼，检查时若在 5 米看到 0.2 视标，然后令其走近视力表缩短检查距离,观察其视力变化,若在 2.5 米仍只能看到 0.2 视标,该眼可能为伪装视力降低。

测试距离与视力的关系如表 1(以 5 米标准国际视力表为例)。

A.4.5.2　视野检查法

检查视野,在不同距离、用不同光标检查的视野,若结果显示范围无变化,则可能为伪装视力降低。

A.4.5.3　雾视法

双眼分别查视力后,将镜架戴于被鉴定人眼前,在健眼前放一+12.0Ds 的球镜片,在低视力侧放一0.25Ds 的球镜片,如双眼同时查视力,其视力较单独查低视力眼的视力好时,则该眼为伪装视力降低。

A.5　眼部结构特殊检查

A.5.1　眼超声探查

超声探查主要包括 A 型、B 型和 UBM(超声生物显微镜)等技术。A 型超声能准确测距,B 型超声能形象显示眼球整体图形,UBM 能清晰显示前房角等细节特征。对于眼屈光间质混浊、有视网膜脱离,或疑有球内、眶内异物等受检眼,超声检查存在易操作、无损伤、可重复、可成像存档的优点,具有重要的意义。

B 型超声一般有两种探测技术,包括:轴向探查和斜向探查。轴向探查时,眼球的玻璃体表现为无反射的暗区,眼球后壁和眶内组织的回声光带则呈 W 形,可显示视神经的三角形暗区,眼底光带呈现规则的弧形。斜向探查时,显示玻璃体暗区,眼球壁和眼内组织的回声光带也呈规则的弧形,不能显示视神经暗区。

B型超声探查主要应用于以下眼部损伤或疾病:高度近视,玻璃体混浊,视网膜脱离,脉络膜脱离,眼内异物,玻璃体后脱离,玻璃体积血,玻璃体机化膜,外伤性白内障等。UBM可用于观察角膜混浊、角膜厚度、房角宽度、虹膜离断或萎缩、晶状体脱位等局部的形态特征。

A.5.2　光相干断层扫描检查

眼科光相干断层扫描成像术(optical coherence tomography, OCT)是一种无创伤性的检查法,可在不扩瞳的条件下进行。可分别进行眼前段和眼后段的OCT扫描。

眼前段OCT可显示受检眼的角膜厚度、前房深度、虹膜厚度、前房角形态特征及晶状体前表面等,并对角膜、房角及虹膜等结构进行成像。

眼后段OCT可鉴别的结构依次为玻璃体、视网膜、视网膜神经上皮、视网膜色素上皮及脉络膜等,可测量视网膜神经纤维上皮层的厚度,可观察视网膜水肿、出血和渗出等病变,还可显示视网膜各层和脉络膜的病变。该技术可用于视神经、视网膜挫伤或萎缩、黄斑裂孔、视网膜下以及色素上皮下积液、视网膜脱离、脉络膜损伤等的观察。

A.5.3　同视机检查

A.5.3.1　同时知觉检查

(1)主观斜视角检查:置入同时知觉(一级)画片,分别检查右眼裸眼注视、左眼裸眼注视、右眼戴镜注视、左眼戴镜注视下的主观斜视角。主观斜视角一般在5度(除非特别说明,一般均指圆周度)以下,超过5度具有诊断意义。

(2)客观斜视角检查:主、客观斜视角差值不超过5度,为正常视网膜对应;差值超过5度为异常。

A.5.3.2　融合功能检查

置入融合功能(二级)画片,先查发散融合功能,再查集合(辐辏)融合功能。发散正常值范围$-4°\sim-6$度°;集合正常值范围为$+25°\sim+30$度°。

必要时检查垂直发散和旋转发散。垂直发散正常值一般为$2\triangle\sim4\triangle$;旋转发散为$15°\sim25°$。

A.5.3.3　立体视觉检查

置入立体视(三级)画片,对有无立体视进行检查。

A.5.3.4　九个诊断眼位的检查

置入立体十字画片。将双侧目镜分别调节至中心正前方、右上转15度、右转15度、右下转15度,上转25度、下转25度、左上转15度、左转15度、左下转15度,测定各方位下的斜视角。在能够测量主观斜视角的情况下,尽量测量主观斜视角;否则,客观斜视角也可作为评价指标。

结果判断:垂直方向斜视角2~3度以内为正常;水平方向5~6度以内为正常。通过了解斜视角最大的诊断眼位,可诊断眼肌损伤。

A.5.4　眼底荧光素血管造影(FFA)检查

眼底荧光素血管造影是眼底疾病的常用诊断手段,但有明显过敏体质、严重全身疾病及妊娠妇女应慎行。此外,尚需注意有无散瞳禁忌。

造影前一般先拍摄眼底(彩色)照片。标准的眼底造影应自注射造影剂开始计时,并连续拍照,尽量包括全部眼底。

A.5.5　眼部放射学检查

眼部放射学检查可包括X线、CT和MRI。

眼部X线摄片主要用于检查眶壁骨折或眶骨感染,以及金属或其他不透 X 线的异物并予以定位。

CT 扫描是诊断眼眶骨折的可靠方法。应注意采用薄层扫描，必要时增加多方位成像，避免漏诊。

MRI 能较好地显示眼部软组织（包括眼球）的解剖形态特征，并可定位非磁性异物。

A. 6　视觉电生理检查

视觉电生理检查包括一组可客观反映视网膜、视路和视皮层功能的生物电反应检查法。在应用时，若需评估视路和视皮层功能，应先检查视网膜的功能。

A. 6.1　视网膜电图

视网膜电图（electroretinogram，ERG）是视网膜上瞬时光亮度变化所引起的光电反应，最常用的是全视野闪光视网膜电图（flash-electroretinogram，fERG），此外，还有图像视网膜电图（pattern-electroretinogram，P‑ERG）。推荐的视网膜电流图电位记录方法：作用电极置于角膜，地电极置于耳垂或乳突，参考电极置于前额中央或放于双极电极的开睑装置内。

视网膜电图的测量：测量各波的振幅和峰时。每个实验室应建立所使用设备的正常值范围。

A. 6.2　全视野闪光视网膜电图

应用全视野 Ganzfeld 球形刺激，按照视觉电生理国际标准化委员会提出的视网膜电图国际标准，通常记录 5 个反应，根据刺激条件的不同，记录暗视视网膜电图、暗适应视网膜电图、振荡电位、明视视网膜电图、闪烁反应。上述各种检查方法，因成分起源不同，能分别反映视网膜不同细胞的功能状态。

被鉴定人的准备：（1）充分散瞳；（2）一般明适应或暗适应至少 20 分钟，如先前曾进行眼底照相等检查，则暗适应需 1 个小时；

（3）眼球保持固视。

A.6.3　图像视网膜电图

观看视屏上明暗交替改变的条栅或棋盘格时,从角膜面记录到的电反应,系诱发的视网膜反应,能提供有关视网膜内层细胞的信息。图像视网膜电图信号很小,记录较为困难。根据刺激图像的翻转频率,分为瞬态图像视网膜电图和稳态图像视网膜电图。

被鉴定人准备:（1）自然瞳孔;（2）注视刺激屏中央;（3）在最佳矫正视力状态下检查。

A.6.4　视觉诱发电位

视觉诱发电位(visual evoked potential,VEP)是闪光或图形刺激视网膜时在大脑视皮质内产生的生物电,反映从视网膜到视皮层的视觉通路的功能状态。值得注意的是,视觉诱发电位是反映视觉通路对刺激光或图像明暗变化的电反应,有时与主观的视力并非完全吻合。如皮质盲、意识障碍者可以有正常的视觉诱发电位反应。

记录方法:按照脑电图国际 10~20 系统放置电极,作用电极置于 Oz 位,前后中线枕后粗隆上方 2~3 cm、与两耳相平的连线上;参考电极置于 Fz,鼻根部上方 5~8 cm,地电极置于耳垂或乳突位。使电极接触部位的电阻符合仪器的允许范围。

推荐目前常用的视觉诱发电位技术包括:图像视觉诱发电位(panttern visual evoked potential,PVEP)、闪光视觉诱发电位(flash visual evoked potential,FVEP)和扫描图像视觉诱发电位(sweep visual evoked potential,SPVEP)。

A.6.5　闪光视觉诱发电位

闪光视觉诱发电位的成分和大小存在很大的个体差异,难以根据其峰时或振幅进行个体间比较,通常依据是否引出 FVEP 波形来判断视觉通路的完整性和两眼的异同，故常用在无法检查眼底的情况。在检查时应行双眼记录，并注意一定的叠加次数，以达到稳定波形。

A.6.6　图像视觉诱发电位

图像刺激方式主要有翻转棋盘格和条栅，根据刺激时间频率分为瞬态和稳态图形视觉诱发电位。通常测量其 N75，P100，N135 的振幅和峰时。

在视力优于 0.1 时，首选图形视觉诱发电位，应尽可能双眼同时记录，以行比较。

A.6.7　扫描图像视觉诱发电位

扫描图形视觉诱发电位是应用在短时间内测量一组递增空间频率记录的图像视觉诱发电位来推断客观视力的方法，计算机是根据扫描图像视觉诱发电位的振幅-空间频率曲线，通过选择其中的两个数据点获得最适回归线，一点在记录到最大图像视觉诱发电位振幅的空间频率点，另一点在能记录到振幅最小但可与背景噪声明显区分的波形的最高空间频率点。通过两点及其间各点获得最适直线，该直线与 X 轴的交点所显示的空间频率即是扫描图形视觉诱发电位视力。

A.6.8　多焦视觉电生理检查

包括多焦视网膜电图（mutifocal electroretinogram，mfERG）和多焦视觉诱发电位（mutifocal visual evoked potential，mfVEP）。

A.6.8.1　多焦视网膜电图

多焦视网膜电图是通过计算机控制的 m 序列明暗变化的六边形图像的刺激器，刺激视网膜得到的波形，以地形图、三维图显示。它们代表视网膜各个不同区域的生物电反应。多焦视网膜电图的测量有：(1)波描记阵列；(2)各区域或各环的平均波形。多焦视网膜电图包括 N1、P1、N2 等波成分。波形的主要分析指标包括：振幅和峰时。

记录电极应用角膜接触镜电极或 Buriam-Allen 电极。

A.6.8.2 多焦视觉诱发电位

多焦视觉诱发电位是用闪烁光斑和可翻转的图像，从与记录视觉诱发电位相似的电极位置记录到的电反应，可以评估视网膜到视皮层通路的功能状况。反应波形类似于常规的全视野视觉诱发电位波形。记录方法用多通道双极记录法；测量各区域波形的平均反应。波形的主要分析指标包括：振幅和峰时。

A.7 眼外伤后斜视和复视的检查

A.7.1 眼外伤后斜视的一般检查

斜视即眼位不正。

斜视按其不同注视位置及眼位偏斜变化，可分为共同性和非共同性斜视。按其融合状态可以分为：隐性斜视；间歇性斜视，又称恒定性斜视，属显斜范畴，为隐性斜视和显性斜视的过度形式；显性斜视。按其表现形式可分为隐性斜视和显性斜视。外伤后斜视多为非共同性、恒定性斜视，但隐性和显性斜视均可见。

斜视可采用角膜映光法检测。在双眼正前方 33 cm 以外，以烛光(或聚光手电)投照，观察角膜映光点是否在瞳孔中央。若映光点在瞳孔边缘者，属斜视 15 度；在角膜边缘者，属斜视 45 度。

可采用同视机的主观斜视角和客观斜视角精确测量斜视度数。

A.7.2 眼外伤后复视的检查

复视即指一物体在视网膜不同部位被感知为两个物像。隐性或显性斜视均可引起复视。

A.7.2.1　红玻片试验

红玻片试验是复视最常用的检查方法。该试验应在半暗室内进行。

一般将红玻片置于右眼前，在保持被鉴定人头位不动的情况下，距眼正前方 50 cm（也可为 1 m）用烛光（或聚光手电）投照，检查并记录九个方位（右上方、右方、右下方、前上方、正前方、前下方、左上方、左方及左下方）下的视觉图形。

结果判断原则：（1）首先询问复视像是水平分开还是垂直分开；（2）然后询问各方向复视像的分开距离；（3）询问周边像属何眼，则该眼的眼肌有受累，此方法适用于单条眼外肌麻痹造成的复视，但不能区分麻痹性斜视和限制性斜视。

A.7.2.2　同视机检查法

可采用同视机的九个诊断眼位检查法与红玻片试验结果相互验证。也可通过同视机的其他检查方法加以鉴别，如复视病人有的不能融合，有的融合范围会发生偏离；复视者在有复视的方向无立体视觉。

附录 B
（规范性附录）
视觉功能实验室及鉴定人员的规范要求

B.1　人员要求

B1.1　技术人员资格条件

视觉功能实验室技术人员至少需满足以下要求：

（1）法医学专业（或相关医学专业）大学专科以上学历背景；

（2）眼科学以及神经生理学方面的技能培训 6 个月以上，熟悉视觉功能实验室各项检查技术的基本原理和方法，了解结果评价。

B1.2   鉴定报告人员资格条件

视觉功能实验室鉴定报告人员至少需满足以下要求：

（1）法医学专业（或相关医学专业）大学本科以上学历背景；

（2）眼科学以及神经生理学方面的技能培训 1 年以上，具有累计 5 年以上视觉功能检测的实际工作经验，熟悉视觉功能实验室各项检查技术的原理和方法，并能对结果作出准确评价，对鉴定报告负责；

（3）同时还应满足司法鉴定有关政策法规关于鉴定人资格的要求，或者卫生部关于执业医师的要求。

B.2   环境要求

视觉功能实验室应相对独立，符合暗室条件。

B.3   设备要求

视觉功能实验室应至少具备：国际标准视力表和/或视力表投影仪，检影镜和/或自动验光仪，试镜盒和/或综合验光台，裂隙灯生物学显微镜，直接检眼镜，电生理仪，眼压计。

视觉功能实验室可选择配置：视野计，眼底照相机，OCT 仪，同视机等。

配置设备应按照要求定期进行检定。

B.4   外部信息

对于作为送检资料提供的伤后病历材料，鉴定人员应考虑对其进行验证；尤其病历材料中反映的信息可能影响鉴定结论的，则这种验证更为必要。

当需要利用本视觉功能实验室以外的人员、设备或技术手段进行检测，且该检测对鉴定结果有重要影响时，应有程序性要求保证外部信息的完整性，并审核其可采用程度，有必要的还应加以验证。

附录 C
（资料性附录）
视觉功能障碍程度分级标准

C.1 视力障碍

此处所谓视力均指中心远视力。

C.1.1 视力正常的判断标准

远视力的正常值与人眼的发育有关。3 岁时的远视力正常值≥0.6；4 岁时≥0.8；5 岁时即≥1.0。

5 岁以上时一眼视力≤0.8 时，即为视力轻度降低（接近正常）；若一眼视力≤0.5 时，则属视力降低。

C.1.2 低视力与盲目采用 WHO 分级标准（如表 1）

表 1 WHO 视力障碍分级表

级　　别		低视力及盲目分级标准	
		最好矫正视力	
		最好视力低于	最低视力等于或优于
低视力	1	0.3	0.1
	2	0.1	0.05（3 米指数）
盲　目	3	0.05	0.02（1 米指数）
	4	0.02	光　感
	5	无　光　感	

C.1.3

C.2　视野缺损

C.2.1　视野正常的判断标准

正常眼球八个方位的视野度数值为：颞侧 85 度，颞下 85 度，下侧 65 度，鼻下 50 度，鼻侧 60 度，鼻上 55 度，上侧 45 度，颞上 55 度。八个方位度数合计为 500 度。

C.2.2　视野缺损的计算方法

采用周边视野测试方法，读取受检眼周边视野实际检查结果中在以上八个方位的数值，并计算其合计值。以实际合计值除以正常值 500，即得到视野有效值。

根据视野有效值，查表 2，可以获知其残存视野所相当的视野半径。

表 2　视野有效值与残存视野半径、直径对照表

视野有效值(%)	视野度数(半径)	视野度数(直径)
8	5°	10°
16	10°	20°
24	15°	30°
32	20°	40°
40	25°	50°
48	30°	60°
56	35°	70°
64	40°	80°
72	45°	90°
80	50°	100°
88	55°	110°
96	60°	120°

C.2.3 视野缺损的分级

根据查表 2 所获知的视野半径值，可换算成视野直径。根据表 3，判断视野缺损程度。

表 3 视野缺损的程度

视野缺损程度	视野度数(直径)
视野接近完全缺损	小于 5°
视野极度缺损	小于 10°
视野重度缺损	小于 20°
视野中度缺损	小于 60°
视野轻度缺损	小于 120°

附录 D
(参考性附录)
眼外伤法医学鉴定检验结果记录单(范本)

以下表格仅供司法鉴定机构进行眼外伤后视觉功能障碍的法医学鉴定时参考使用。

编号_____

姓名_____性别____年龄____籍贯____职业_____身份证号_____

病史：_____

_____

_____

_____

_____

裸眼远视力：右眼_____   左眼_____

裸眼近视力：右眼_____   左眼_____

小孔远视力：右眼_____ 左眼_____

矫正远视力：右眼镜片度数_____Ds _____Dc× _____°→矫正远视力_____

左眼镜片度数_____Ds _____Dc× _____°→矫正远视力_____

矫正近视力：右眼镜片度数_____Ds _____Dc× _____°→矫正近视力_____

左眼镜片度数_____Ds _____Dc× _____°→矫正近视力_____

其他： 右眼光定位

左眼光定位

色觉：右眼_____ 左眼_____

眼压：右眼 指测( )，_____mmHg； 左眼 指测( )，_____mmHg

	右 眼	左 眼
眼 睑		
眼 位		
泪 器		
结 膜		
角 膜		
前 房		
虹 膜		
瞳 孔		
晶 体		
玻 璃 体		
眼 底		
眼 眶		
特殊检查	结 果 描 述	
视 野		
眼底摄影		
FFA		
A/B超声，UBM		

续　表

	右　眼	左　眼
OCT		
视觉电生理 FERG PERG FVEP PVEP		
放射影像学 检查		
其他特殊检查		

结论：_____

检查者签名：

检查日期_____年___月___日

主要参考文献

Committee on disability determination for individuals with visual impairments. Visual impairments：Determining eligibility for social security benefits. Washington，D. C. ：National Academy Press，2002.

Social Security Administration. Disability evaluation under Social Security. U. S. Government Printing Office，1998.

何守志.临床眼科学.天津：天津科学技术出版社，2002：55 - 61.

李海生,潘家普.视觉电生理的原理和实践.上海：上海科学普及出版社，2002：78 - 110.

刘安成.《人体损伤程度鉴定标准》释义.北京：中国人民公安大学出版社，2013：40 - 41.

刘瑞珏,夏文涛.眼科司法鉴定实务.科学出版社，2014：98 - 113.

吴德正,龙时先.临床计算机视野学.北京：北京科学技术出版社，2004：54 - 58,112 - 119.

吴乐正.临床多焦视觉电生理学.北京：北京科学技术出版社，2004：173,168.

夏文涛,邓振华.眼外伤的法医学鉴定.北京：中国检察出版社，

2008：3－37,112－153.

杨利敏.电生理学.北京：中国医药科技出版社,2013：76－88.

赵堪兴,杨培增.眼科学.第7版.北京：人民卫生出版社,2008：313.

朱广友.法医临床司法鉴定实务.北京：法律出版社,2009：117.

Berry GA. Remarks on retro-bulbar neuritis, with special reference to the condition of the light sense in that affection. Ophthalmol Hosp Reps,1889：244－254.

Bjurrum J. Untersuchungen uber den lichtsinn und den ranmsinn bei verschiedenen augenkrankheiten. Arch F Ophth, 1884, 30：201－260.

Chalam KV, Shah VA. Liquid crystal display microperimetry in eyes with reduced visual acuity from macular athology. Indian J Ophthalmol, 2004, 52(4)：293－296.

Chen JM, Zhu GY, Xia WT, et al. Proteomic analysis of rat retina after methanol intoxication. Toxicology, 2012, 293(1－3)：89－96.

De Moraes CG, Liebmann JM, Ritch R, et al. Clinical use of multifocal visual-evoked potentials in a glaucoma practice: a prospective study. Documenta Ophthalmologica, 2012, 125(1)：1－9.

E. M. Mowry, M. J. Loguidice, A. B. Daniels, et al. Vision related quality of life in multiple sclerosis: correlation with new measures of low and high contrast letter acuity. J Neurosurg Psychiatry, 2009,80：767－772.

Fahad M. Almoqbel, Naveen K. Yadav, Susan J. Leat, et al.

Effects of sweep VEP parameters on visual acuity and contrast thresholds in children and adults. Graefes Arch Clin Exp Ohpthalmol, 2011, 249: 613 - 623.

Fujii GY, De Juan E Jr, Sunness J, et al. Patient selection for macular translocation surgery using the scanning laser ophthalmoscope. Ophthalmology, 2002, 109 (9): 1737 - 1744.

Graham SL, Klistorner AI, Goldberg IM. Clinical application of objective perimetry using multifocal visual evoked potentials in glaucoma practice. Archives of Ophthalmology, 2005, 123 (6): 729 - 739.

Horn FK, Kaltwasser C, Juenemann AG, et al. Objective perimetry using a four-channel multifocal VEP system: correlation with conventional perimetry and thickness of the retinal nerve fibre layer. British Journal of Ophthalmology, 2012, 96(4): 554 - 559.

Jampel HD, Singh K, Lin SC, et al. Assessment of visual function in glaucoma: a report by the american academy of ophthalmology. Ophthalmology, 2011, 118(5): 986 - 1002.

Klistorner AI, Graham SL, Grigg JR, et al. Multifocal topographic visual evoked potential: improving objective detection of local visual field defects. Invest Ophthalmol Vis Sci, 1998, 39: 937 - 950.

Klistorner AI, Graham SL. Objective perimetry in glaucoma. Ophthalmology, 2000, 107: 2283 - 2299.

Kristin N, Ehrt O, Gass CA, et al. Preoperative scanning laser ophthalmoscopy: findings in idiopathic macular foramen. Ophthalmologe, 2001, 98(11): 1060 – 1064.

Midena E , Radin PP , Pilotto E , et al. Fixation pattern and macular sensitivity in eyes with subfoveal choroidal neovascularization secondary to age-related macular degeneration: a microperimetry study. Semin Ophthal mol, 2004, 19(1 – 2): 55 – 61.

Miele DL, Odel JG, Behrens MM, et al. Functional bitemporal quadrantopia and the multifocal visual evoked potential. Journal of Neuro-Ophthalmology, 2000, 20(3): 159 – 162.

Monica LA, Lotta G, Gert A, et al. Multifocal visual evoked potentials (mfVEP) in diabetic patients with and without polyneuropathy. The open ophthalmology journal, 2012, (6): 98 – 103.

Moschos MM. Margetis I. Tsapakis S. et al. Multifocal visual evoked potentials in amblyopia due to anisometropia. Clinical Ophthalmology, 2010, (4): 849 – 853.

Nihson UL, Frennesson C, Nilsson SE. Patients with AMD and a large absolute central scotoma can be trained successfully to use eccentric viewing, as demonstrated in a scanmng laser oph-thalmoscope. Vision Res, 2003, 43(16): 1777 – 1787.

Ojima Y , Tsujikawa A , Hangai M , et al. Retinal sensitivity measured with the micro perimeter 1 after resolution of central serous chorioretinopathy. Am J Ophthalmol, 2008, 146(1): 77 – 84.

Oyagi T, Fujikado T, Hosohata J, et al. Foveal sensitivity and fixation stability before and after macular translocation with 360-degree retinotomy. Retina,2004,24(4): 548 - 555.

Punjabi OS, Stamper RL, Bostrom AG, et al. Topographic comparison of the visual function on multifocal visual evoked potentials with optic nerve structure on heidelberg retinal tomography. Ophthalmology, 2008,115(3): 440 - 446.

Richter-Mueksch S, Vécsei-Marlovits PV, G. Sacu S, et al. Functional macular mapping in patients with vitreomacular pathologic features before and after surgery. Am J Ophthalmol. 2007,144(1): 23 - 31.

Rohrschneider K, Bultmann S, Kruse FE, et al. Functional changes measured with SLO in idiopathic macular holes and in macular changes secondary to premacular fibrosis. Function in macular holes. Int Ophthalmol, 2001,24(4): 177 - 184.

Seiple W,Holopigian K,Clemens C,et al. The multifocal visual evoked potential: an objective measure of visual fields? Vision Research,2005,45(9): 1155 - 1163.

Springer C, Bültmann S, V(o)lcker HE, et al. Fundus perimetry with the MicroPerimeter - 1 in normal individuals: comparison with conventional threshold perimetry. Ophthalmology, 2005, 112(5): 848 - 854.

Timberlake GT, Mainster MA, Webb RH, et al. Retinal localization of scotomata by scanning laser ophthalmoscopy. Invest Ophthalmol Vis Sci,1982,22(1): 91 - 97.

Vujosevic S,Midena E,Pilotto E,et al. Diabetic macular edema:

correlation between mieroperimetry and opticalcoherence tomography findings. Invest Ophthalmol VisSci,2006,47：3044－3051.

WHO Consultation on development of standards for characterization of vision loss and visual functioning. Geneva,2003.

陈捷敏,彭书雅,夏文涛等.对比度视力在夸大视力障碍鉴定中的应用.法医学杂志,2012,28(1)：24－27.

程振英,褚仁远,周行涛.中低度近视眼高阶像差与低对比度视力相关性研究.眼科新进展,2008,28(1)：46－48.

贺极苍.人眼空间图形视觉的评估及其临床应用.中华眼视光学与视觉科学杂志,2010,12(4)：241－244.

胡晓鹏,黄时洲,江福钿.垂体瘤患者的多焦视觉诱发电位一例.中华眼底病杂志,2003,19(3)：190－191.

贾亮,李朝辉,钱海燕等.白内障术后早期对比度视力的恢复.军医进修学院学报,2012,33(1)：39－41.

贾亮,李朝辉,钱海燕等.白内障术后早期对比度视力的恢复.军医进修学院学报,2012,33(1)：39－41.

贾亚丁,栗改云.特发性黄斑裂孔眼的注视性质分析.中华眼视光学与视觉科学杂志,2011,13(6)：457－459.

李洁,赵家良.视力正常成年人不同对比度下的视力的变化观察.中华眼科杂志,2012,48(5)：403－408.

栗改云,贾亚丁,张棉花.黄斑区视网膜光敏感度与视力的相关性分析.中国实用眼科杂志,2005,23(12)：1281－1283.

栗改云,贾亚丁.中心视力损失后的固视功能变化.国际眼科纵览,2006,30(6)：421－425.

栗改云.高度近视中心视力丧失后偏心注视优势位置的研究.太原:山西医科大学,2007:4-7.

林巧雅,叶瑞珍,李学喜.近视眼 LASIK 术后黄斑区视网膜厚度和对比敏感度分析.国际眼科杂志,2013,13(9):1826-1828.

蔺波,燕振国,岳红云.视觉环境与对比敏感度关系的研究进展.中国眼耳鼻喉科杂志,2011,11(4):262-264.

刘冬梅,周姝,夏文涛等.视力表投影仪视力与对比度视力的相关性.法医学杂志,2013,29(2):96-98.

刘冬梅,夏文涛.从眼外伤损伤程度条款设计看新标准修订思路.证据科学,2013,21(6):731-739.

刘冬梅,周姝,陈捷敏等.大鼠甲醇中毒后视网膜电图振荡电位的变化.法医学杂志,2014,30(3):178-180.

刘会,郭兆明,项剑等.固视性质分析在视力客观评估中的法医学价值.中国法医学杂志,2012,27(5):386-388.

刘瑞珏."最好矫正日常生活视力"在司法鉴定中的意义.法医学杂志,2011,27(3):208-210.

刘夷嫦,夏文涛,朱广友等.高度近视者眼球结构与视力的关系.法医学杂志,2010,26(3):169-172.

罗艳华.白内障术后患者早期对比度视力恢复的临床研究.牡丹江医学院学报,2013,34(5):52-53.

彭书雅,陈捷敏,夏文涛等.54例行为视力检验结果与鉴定意见不符的原因分析.中国法医学杂志,29(2):150-152.

孙华强,蒋定文,时粉周.潜艇航行对艇员视力的影响.海军医学杂志,2013,34(3):173-174.

汪岚,Danley J,余丽萍等.无晶体眼视觉损伤程度评价研究.中国法医学杂志,2013,28(5):409-411.

汪岚,余丽萍,Danley J. 视力减弱补偿率研究. 中国法医学杂志,
　　　2013,28(4)：338－340.

王光霁. 不同对比度视力表及其临床应用. 眼视光学杂志,1999,1
　　　(1)：10－12.

王松田,韩军军,石玉才. 特殊兵种人群对比度视力变化规律的研
　　　究. 实用医药杂志,2013,30(8)：734－737.

王欣玲,李娜然,夏德昭. 神经萎缩者微视野固视性质分析. 中国实
　　　用眼科杂志,2011,29(12)：1261－1264.

王旭,宋维贤. 高位视路损伤与管内段间接视神经损伤的比较. 中
　　　国法医学杂志,2002,17(2)：89－92.

王旭. 视神经损伤的电视野检查及其与 LED－VEP 相关性. 中国
　　　法医学杂志,2002,17(6)：323－325.

夏蔚,张晓峰,李龙标等. 近视眼对比敏感度的影响因素分析. 苏州
　　　大学学报(医学版),2011,31(6)：972－976.

项剑,郭兆明,王旭等. 应用多焦视诱发电位进行视野客观评定 1
　　　例. 法医学杂志,2012,28(3)：229－231.

谢晶,陈莹迪,阴正勤等. RCS 大鼠病变过程中视网膜电图振荡电位
　　　的频域特性分析. 第三军医大学学报,2013,35(13)：1350－1352.

徐剑. 微视野在早期糖尿病性视网膜病变诊断中的应用. 中国眼底
　　　病论坛. 全国眼底病专题学术研讨会,2008：619.

徐肃仲,陈洁,吕帆. Lea 对比度视力表在弱视治愈儿童中的应用.
　　　中国实用眼科杂志,2007,25(9)：1003－1005.

严盛枫,潘永称,秦小玲. 视力性质分析在黄斑裂孔的应用. 中国实
　　　用眼科杂志,2005,23(6)：603－604.

叶娅,沈政伟,尹禾等. 暗环境下瞳孔大小对对比度视力的影响. 国
　　　际眼科杂志,2011,11(12)：2113－2115.

张慧,王珏,潘明达等. 轻度急性缺氧对飞行人员对对比度视力的影响及其相关因素分析. 海军医学杂志,2001,22(3)：211－213.

张姗姗,陈长征,杨安怀. 视网膜电图和多焦视网膜电图 ON/OFF 反应的研究进展. 眼科研究,2009,(3)：253－256.

赵丽卿,许迅,俞素勤. 微视野仪临床应用的研究进展. 中华眼底病杂志,2007,23(6)：454－455.

周琼,王文华. 弱视儿童黄斑微视野的研究. 中国斜视与小儿眼科杂志,2009,17(2)：72－74.

周姝,刘冬梅,彭书雅等. 对比度视力容许区间在鉴别伪装视力降低中的应用. 中国司法鉴定,2014,(1)：42－45.

朱双倩,王勤美,贺极苍. 正视眼和近视眼在明暗环境中不同对比度的视力比较. 眼科新进展,2006,26(7)：529－531.

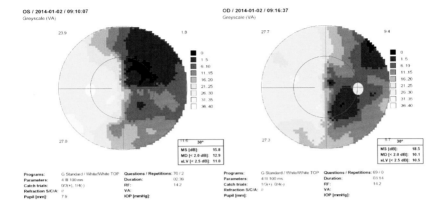

(a)

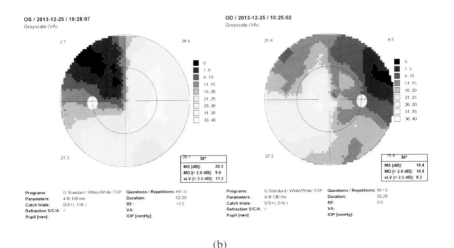

(b)

彩图 1 双眼静态视野检查结果分别为同侧偏盲（a）与对侧象限盲（b）

若行动态视野检查，应可获得相同性质的结果

(图中深色部分表示该处视敏度降低，为相对暗点，黑色表示绝对暗点)

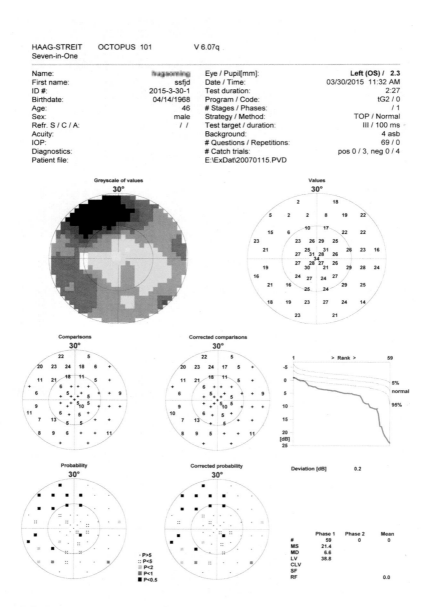

彩图 2 OCTOPUS101 计算机视野计生成的静态视野检查报告

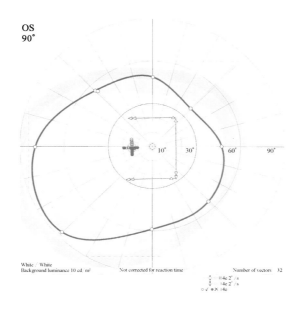

White / White
Background luminance 10 cd/m²   Not corrected for reaction time   Number of vectors   32

彩图 3 左眼动态视野图

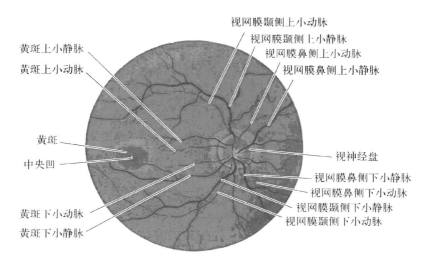

视网膜颞侧上小动脉
视网膜颞侧上小静脉
视网膜鼻侧上小动脉
视网膜鼻侧上小静脉

黄斑上小静脉
黄斑上小动脉

黄斑
中央凹

视神经盘
视网膜鼻侧下小静脉
视网膜鼻侧下小动脉
视网膜颞侧下小静脉
视网膜颞侧下小动脉

黄斑下小动脉
黄斑下小静脉

彩图 4 眼底模式图

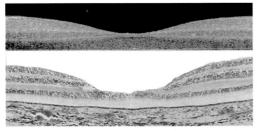

彩图 5 正常眼底黄斑区 OCT 图像与组织切片显微镜下观察比较

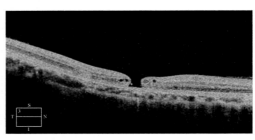

彩图 6 黄斑裂孔
其神经上皮层完全缺失，应属穿透性（全层）黄斑裂孔；此类裂孔受检眼的视力往往较差，甚至可低至 0.1 以下

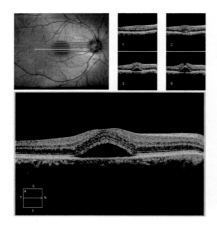
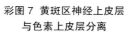

彩图 7 黄斑区神经上皮层与色素上皮层分离
左上角显示的是应用五线法横向扫描眼底（黄斑区）的示意图；右上角四幅小图显示的是五线中四条绿色横线扫描所获得的图像；下方大图显示的是五线中浅蓝色横线扫描所获得的图像。根据本图可以判断，该受检眼的中心视力应有相当损害

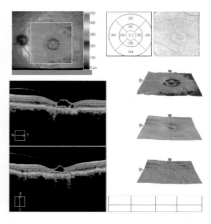

彩图 8 黄斑区病变
左上角小图显示的是 OCT 扫描示意图；右上角显示的是黄斑区厚度及黄斑区病灶图，本例受检眼视网膜厚度（实际应为视网膜神经上皮层厚度）较正常眼明显降低；左下方两图为不同扫描方向所获得的黄斑区 OCT 图像；右下角三图为不同层次模拟眼底地形图

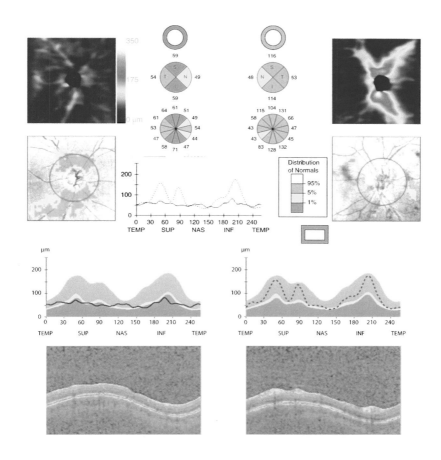

彩图 9 右眼视神经萎缩 OCT 图像

左侧显示的是右眼扫描结果，右侧显示的是左眼扫描结果。其中间的坐标图显示，左眼视网膜神经纤维层厚度在正常范围（背景中的绿色区域表示同龄正常人群的厚度，红色区域表示较正常人群有显著降低，两者之间的黄色区域表示属临界状态），右眼视网膜神经纤维层厚度则在较多方位均有明显降低。可以据此判断，该图显示的右眼视力水平应显著低下甚至可达盲目程度

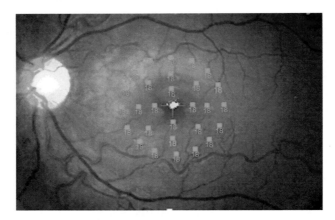

彩图 10 正常成年人
微视野检查结果

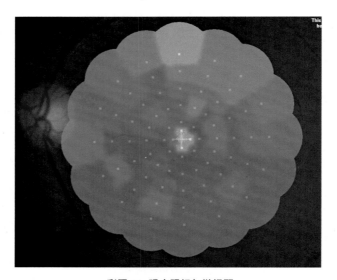

彩图 11 眼底照相与微视野